UNIVERSIDAD CATÓLICA DE CÓRDOBA

Facultad de Ciencias Químicas

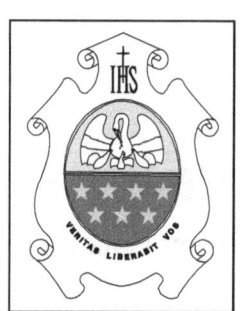

Leptospirosis, una zoonosis reemergente: aspectos microbiológicos, clínicos, bioquímicos y diagnóstico.

Trabajo Final de la Facultad de Ciencias Químicas

de la Universidad Católica de Córdoba para obtener el título de Bioquímico.

Gordo, María Eugenia

ISBN: 978-1537736174

Córdoba

2013

Director del Trabajo Final

Magister María del Rosario Rollán

Profesora Titular Cátedra de Bacteriología

Facultad de Ciencias Químicas

Universidad Católica de Córdoba

Cátedra de Trabajo Final

Bioq. Esp. Elsa C. Pieri

Bioq. Nora B. Peralta

Facultad de Ciencias Químicas

Universidad Católica de Córdoba

A Víctor y Mónica.

Agradecimientos

Agradezco a mi directora de trabajo final, Rosario Rollán, por haberme guiado y brindado sus conocimientos y respaldo incondicional.

A la Cátedra de Trabajo Final, Elsa Pieri y Nora Peralta, por haberme brindado las bases para realizar este trabajo.

A mis hermanos, Federico, María Emilia y Matías, mis abuelas, tíos, primos y ahijada por acompañarme a lo largo de mi carrera. Sin el apoyo y la confianza de todos ellos puestas en mí no podría haberlo logrado.

A María Julia, Luciana y Ángeles, mis hermanas del corazón. Ellas estuvieron y están siempre presentes en cada paso de mi vida.

A Marta y su familia, por haberse convertido en mi segunda familia y haber confiado en mí.

A María Isabel y a Karina por estar siempre presentes en esta última etapa de mi carrera y por haber creído en mí.

A todas aquellas personas que me han acompañado a lo largo de mi carrera que sin duda fueron un gran sostén para mí.

ÍNDICE GENERAL

Página

Índice de Abreviaturas iii
Índice de Figuras v
Índice de Tablas vii
Índice de Gráficos viii
Resumen ix
Abstract xi

1. Introducción 1
1.1. Historia 1
1.2. Incidencia a nivel mundial 2
1.3. Epidemiología 2
1.4. Reservorio y Hábitat Natural 6
2. Género *Leptospira* 8
2.1. Estructura 8
2.2. Metabolismo y Nutrición 10
2.3. Taxonomía y Clasificación 11
2.4. Especie *interrogans* 15
3. Transmisión 15
4. Factores que predisponen a la enfermedad 17
4.1. Factores de la bacteria 17
4.2. Factores del huésped 18
5. Patogenia 19
6. Fisiopatología 21
6.1. Respuesta inmunológica 21
6.2. Vasculitis infecciosa sistémica 24
6.3. Riñón 25
6.4. Hígado 27

6.5.	Sistema Nervioso Central y Meninges	29
6.6.	Pulmones	29
6.7.	Músculo Esquelético	31
6.8.	Ojos	32
6.9.	Corazón	32
7.	Cuadros Clínicos	33
7.1.	Leptospirosis anictérica	37
7.2.	Leptospirosis ictérica	37
7.3.	Compromiso ocular	39
7.4.	Complicaciones raras y poco comunes	41
8.	Diagnóstico de Laboratorio	41
8.1.	Toma de muestra	43
8.2.	Coloraciones	44
8.3.	Cultivos	46
8.4.	Diagnóstico bioquímico complementario	48
8.5.	Diagnóstico serológico	51
8.6.	Identificación molecular	54
8.7.	Flujograma de diagnóstico de leptospirosis	55
8.8.	Diagnóstico diferencial	56
9.	Tratamiento	58
9.1.	Tratamiento farmacológico	59
10.	Prevención y Profilaxis	59
11.	Pronóstico	62
	Conclusión	63
	Referencias bibliográficas	65

Índice de Abreviaturas

- MAT: Microaglutinación en campo oscuro
- RIA: Radioinmunoanálisis
- ELISA: Enzimoinmunoanálisis
- HA: Hemaglutinación
- AST: Aspartato aminotransferasa
- ALT: Alanino aminotransferasa
- VSG: Eritrosedimentación
- CPK: Creatinkinasa
- OMPs: Proteínas de membrana externa
- LPS: Lipopolisacáridos
- Lig: Leptospiral Ig-Like
- LP: Lipoproteínas
- Ig: Inmunoglobulinas
- SphH: Hemolisina
- SphA: Esfingomielasa
- PMN: Polimorfonucleares
- TRL: Receptores Toll-Like
- CID: Coagulación intravascular diseminada
- SUH: Síndrome urémico hemolítico
- PTT: Púrpura trombocitopénica trombótica
- FNT: Factor de necrosis tumoral
- IL: Interleucina
- NF-κB: Factor de transcripción nuclear κB
- LCR: Líquido cefalorraquídeo
- CDC: Centers of disease control and prevention
- VIH: Virus de la inmunodeficiencia humana
- FAL: Fosfatasas alcalinas
- ECG: Electrocardiograma
- RCP: Reacción en cadena de la polimerasa
- ACV: Accidente cerebro vascular

- IF: Inmunofluorescencia
- 5-FU: 5-fluoruracilo
- OMS: Organización Mundial de la Salud
- IQL: Inmunoquimioluminiscencia
- SSCP: Análisis conformacional de cadena simple

Índice de Figuras

		Página
Figura 1	*Leptospira interrogans*	6
Figura 2	Estructura de la *Leptospira*	8
Figura 3	Esquema de la estructura de la membrana de la *Leptospira*	9
Figura 4	Movimientos de la *Leptospira*	10
Figura 5	Dinámica de la transmisión	16
Figura 6	Fisiopatogenia de la leptospirosis	20
Figura 7	Alteración de la coagulación por disminución de protrombina, trombocitopenia y aumento de los productos de degradación del fibrinógeno	25
Figura 8	*Leptospira* en riñón	26
Figura 9	Necrosis tubular renal	26
Figura 10	Hígado	28
Figura 11	Hígado	28
Figura 12	Tejido cerebral de un paciente con leptospirosis	29
Figura 13	Infiltrado alveolar	30
Figura 14	*Leptospira* en pulmón	31
Figura 15	Necrosis en músculo esquelético	31
Figura 16	Músculo cardíaco inflamado	33
Figura 17	Curso natural de la leptospirosis	36
Figura 18	Radiografía torácica donde se observan opacidades bilaterales	39
Figura 19	Alteraciones oculares	39
Figura 20	Microscopía de campo oscuro	43
Figura 21	Coloración a base de plata	45

Figura 22 Coloración de Warthing – Starry en riñón 45

Figura 23 Inmunofluorescencia directa 46

Figura 24 *L. pomona* por microscopía electrónica 51

Figura 25 Electroforesis de productos de amplificación de *Leptospira* sp. 55

Figura 26 Flujograma de diagnóstico para leptospirosis 56

Índice de Tablas

Página

Tabla I   Taxonomía 12

Tabla II   Serogrupos y algunos serovars de *L. interrogans* 13

Tabla III Genomoespecies asociados con serogrupos 14

Tabla IV   Signos y síntomas según órgano o sistema afectado 34

Tabla V   Perfil bioquímico de un paciente con leptospirosis anictérica y severa 49

Tabla VI   Parámetros bioquímicos de distintas enfermedades hemorrágicas 50

Tabla VII Diagnósticos diferenciales 57

Índice de Gráficos

Página

Gráfico 1 Dinámica de la leptospirosis en Argentina entre los años 2007 y 2012 5

Gráfico 2 Dinámica de la leptospirosis en la provincia de Córdoba entre los años

2007 y 2012 5

Resumen

La leptospirosis es una zoonosis emergente distribuida mundialmente cuya mayor prevalencia se encuentra en los países tropicales y subtropicales en vías de desarrollo, pero también se la ha encontrado últimamente en países desarrollados.

Esta enfermedad es causada por una espiroqueta Gram negativa del género *Leptospira* en el cual se distinguen aproximadamente 200 serovars y 18 serotipos para la especie *interrogans* que es la patógena para el hombre.

El contagio se puede dar de forma directa o indirecta. La primera se da por contacto directo con animales infectados o sus productos. La segunda, por contacto indirecto, a través de aguas o efluentes contaminados. El reservorio natural de esta bacteria son los roedores, ganado vacuno y animales domésticos, especialmente perros y gatos, entre otros.

La leptospirosis se caracteriza por ser una enfermedad en la que sus signos y síntomas son muy variados. Es muy común la presentación asintomática en la que se puede observar fiebre no muy alta, dolores de cabeza, etc., asemejándose a un síndrome febril común o a enfermedades como malaria y dengue. Es de vital importancia realizar el diagnóstico diferencial, ya que el protocolo de tratamiento es muy diferente para cada caso. En las formas más graves, se observa ictericia, dando lugar a la enfermedad de Weil, donde los órganos más comprometidos son riñón e hígado. Otras manifestaciones graves presentan compromisos multisistémicos involucrando, entre otros, cerebro, ojos, pulmones y músculo esquelético.

Como método diagnóstico de referencia se utiliza Microaglutinación de Campo Oscuro (MAT). Otros métodos inmunoquímicos utilizados son radioinmunoanálisis (RIA), enzimoinmunoanálisis (ELISA) y hemaglutinación (HA).

En cuanto a los análisis complementarios de laboratorio normalmente se realizan aspartato aminotransferasa (AST) y alanina aminotranferasa (ALT), eritrosedimentación (VSG), recuento de leucocitos y plaquetas, creatinkinasa (CPK), bilirrubinas, creatininemia y amilasemia.

El tratamiento de elección es consecuencia del tipo de cuadro que presente el paciente. Algunos autores sostienen que deben tratarse los síntomas clínicos mientras no haya ictericia, si esta aparece se administrará Amoxicilina, Ampicilina, Doxicilina, Eritromicina o Tetraciclina. También son útiles las Cefalosporinas de tercera generación (Ceftriaxona y Cefotaxime) y los antibióticos Quinolónicos.

Palabras claves: Leptospirosis, Enfermedad de Weil, diagnóstico, MAT.

Abstract

The leptospirosis is an emerging zoonoses worldwide distributed whose main prevailing is found in tropical and subtropical countries in process of development, but it has also been found lately in developed countries.

This sickness is caused by a spirochete negative Gram of the *Leptospira* gender in which 200 serovars and 18 serotypes are approximately distinguished for the *interrogans* specie that is pathogenic for man.

The contagion can be given in direct or indirect way. The first one is given by direct contact with infected animals or their products. The second one, by indirect contact, through waters or contaminated affluents. The natural reservoir of this bacteria are the rodents, cattle, and domestic animals, especially dogs and cats.

The leptospirosis is characterized for being a sickness in which its signs and symptoms are very varied. The asymptomatic presentation is very common in which not a very high temperature can be observed or headaches, resembling to a common febrile symptom or to sicknesses like malaria or dengue.

It is of vital importance to make the differential diagnosis as the protocol of treatment is very different for each case. In the most serious cases, jaundice is observed, giving place to the sickness of Weil, where the most involved organs are kidney and liver. Other serious manifestations present multisystemic commitments among others, brain, eyes, lungs and skeletal muscles.

As a diagnostical method of reference, Microscopic agglutination test (MAT) is used. Other immunochemical methods used are radioimmunoassay (RIA), Enzime-Linked Immunosorbent Assay (ELISA) and hemagglutination (HA).

Regarding the complementary lab analysis aspartate aminotransferase (AST) and alanine aminotranferase (ALT), erythrocyte sedimentation (ER) leucocytes and platelets count, creatine phosphokinase (CPK), bilirubin, serum creatininee and amylasemia are made.

The chosen treatment is a consequence of the type of case that the patient may present. Some authors think that the clinical symptoms must be treated in case there is not jaundice, if this one appears, amoxicillin, ampicillin, doxycycline, erythromycin or tetracycline will be given. The cephalosporin of third generation are also useful (ceftriaxone and cefotaxime) and the quinolonical antibiotics.

Key words: Leptospirosis, Weil's syndrome, diagnosis, MAT.

1. Introducción

1.1. Historia

La leptospirosis consta con registros históricos desde la invasión napoleónica a Egipto donde Larrey la describe por primera vez (1, 2).

Louis Landouzy, en 1883, fue el primero en reconocer y plantear a la leptospirosis humana como una entidad clínica distinta (1).

En el año 1886 Adolf Weil, contempló la forma grave de la enfermedad donde los pacientes (trabajadores agrícolas de Alemania) presentaban ictericia, fiebre, hemorragia, insuficiencia hepática y renal y el serovar que fue aislado fue Icterohaemorrhagiae. Posteriormente en 1888, a esa enfermedad la denominaron "Enfermedad de Weil" en honor a su descubridor (3 - 5).

Stimson en 1905 identificó en los túbulos renales de un paciente con diagnóstico de fiebre amarilla la presencia de espiroquetas. Luego en 1915 Inada e Ido fueron los que cultivaron por primera vez a la bacteria extraída de los riñones de una rata y dos años más tarde pudieron determinar que ese roedor era el reservorio. En ese mismo período, los mismos científicos japoneses detectaron anticuerpos en el suero de mineros que cursaban una infección ictérica. Durante ese mismo período, científicos alemanes estudiaron a soldados germanos afectados con la "Enfermedad Francesa" que se encontraban en trincheras del noreste francés (1, 4, 5).

Hideyo Noguchi, en 1917, aisló el agente en su propio medio y sugirió el nombre de *Leptospira*. También en ese año se realizó el primer aislamiento en humanos en Japón. En este caso el paciente presentaba ictericia y hemorragias, denominándose Icterohaemorrhagiae. En 1918, se aisló otro serovar, el Hebdomadis, en el cual el paciente no presentaba ictericia pero mantuvo fiebre por siete días (1).

Entre 1934 y 1948, el 86% de los casos de leptospirosis en el noreste de Escocia se dio en pescadores, incluyéndose esta profesión como otro factor de riesgo. En prácticamente el mismo período (1933 – 1948) en las Islas Británicas hubo en total 434 casos, 139 fueron en mineros de carbón, 79 en trabajadores de alcantarillas y 216 en pescadores (5).

1.2. Incidencia a nivel mundial

Según los datos disponibles en climas templados la incidencia anual sería del 0.1 – 1 casos por 100.000 habitantes y en los climas húmedos tropicales es de hasta 10 – 100 casos por 100.000 habitantes. En los grupos de alto riego se puede encontrar más de 100 casos por 100.000 habitantes por año. Otros autores estiman que anualmente se observan más de un millón de casos en todo el mundo (6, 7).

1.3. Epidemiologia

Es considerada una enfermedad zoonótica distribuida mundialmente y probablemente la más diseminada. Es muy frecuente en el tercer mundo especialmente en las zonas tropicales, dado que en ellas se dan condiciones favorables para su transmisión; entre ellas se encuentran las abundantes lluvias y suelos neutros o alcalinos. Su incidencia es mayor en épocas templadas como verano u otoño, sobre todo en las de mayor caída de lluvia. En los climas donde las lluvias no son abundantes y la desecación del ambiente es más rápida se produce la muerte del microorganismo (4, 5, 8 - 14).

La mayoría de los países tropicales son también en vías de desarrollo, y es en estos donde la *Leptospira* encuentra las condiciones ideales para infectar animales (ganado, mascotas domésticas o animales salvajes) y luego así poder hacer lo mismo con los humanos (5, 7).

Es calificada una enfermedad infecciosa re-emergente. Dammert sostiene que las zonas endémicas son las de los países subdesarrollados y que en los desarrollados sólo se da en el ámbito ocupacional. Sin embargo, otros consideran que es una de las zoonosis más común en el mundo entero (2, 4, 5).

En general, se considera que la *Leptospira* se mantiene en el medio ambiente gracias a la gran supervivencia de ésta en los túbulos renales de los hospederos definitivos (los más importantes son los mamíferos pequeños), causándoles enfermedad crónica y eliminando las bacterias constantemente en su orina contaminando aguas y suelos. Estos huéspedes normalmente adquieren la infección al principio de sus vidas prolongándose hasta su muerte. En ellos la prevalencia es elevada ya que el medio de contagio es directo y su clínica no es muy florida pasando muchas veces desapercibida (5, 7, 10, 13, 15 - 17).

En cambio, en los hospederos definitivos accidentales el contagio es indirecto por contacto con sus productos (5).

Es más común que la enfermedad se de en aquellos entornos en que la fauna es más abundante, y menos en aquellos en que existen pocas especies animales (5).

Faine definió tres patrones epidemiológicos de la leptospirosis (5):

- El primer patrón está relacionado con la temperatura climática en las cuales algunos serovars se desarrollan y las infecciones humanas son generalmente producidas por el contacto directo con animales infectados. Es posible controlar este punto mediante la inmunización de los animales (ganado bovino y porcino).

- El segundo patrón es aquel que incluye áreas tropicales y con grandes porcentajes de humedad, en las cuales se encuentran muchos más serovars que infectan tanto humanos como animales, y a su vez, muchos más reservorios en los que se incluyen roedores, animales de granja y perros. En estos casos no sólo es una enfermedad ocupacional sino que se encuentra en toda la población, debido a la gran distribución y su gran incidencia sobre todo en las épocas lluviosas. Todo esto se puede prevenir con políticas de saneamiento adecuadas, especialmente el control de roedores, el buen drenaje de aguas y la higiene de los lugares de trabajo.

- El tercer punto comprende la contaminación por parte de los roedores en el medio ambiente urbano. Es significante cuando ocurren desastres naturales o guerras, en donde la infraestructura urbana es dañada. Hoy en día esta infección es rara en países desarrollados.

En la Argentina los casos de leptospirosis no son generalmente denunciados. Los serogrupos que son aislados más frecuentemente tanto en animales como en humanos son: Icterohaemorrhagiae, Canicola, Pomona, Ballum, Gripptyphosa, Bataviae, Sejroe, Pyrogenes, Tarassovi y algunas *L. interrogans* que no fueron identificadas aún. De fuentes ambientales también se aislaron cepas de *L. biflexa* (17).

Si bien no se conoce con exactitud cuál es la incidencia mundial de esta enfermedad, en nuestro país la tasa de incidencia anual alcanzó 1,9/100.000 habitantes en 2007 con un total de 754 casos denunciados; y en 2008 descendió a 0,2/100.000 con sólo 90 casos. En el año 2009 el total de eventos fue de 76; en 2010 los casos ascendieron a 425. En 2011, 487 y en 2012, 526. La región centro que comprende la Ciudad Autónoma de Buenos Aires y las provincias de Buenos Aires, Santa Fe, Córdoba y Entre Ríos, es la que presentó más casos en este lapso (15).

En el Gráfico 1 se puede observar cómo ha sido la dinámica de la enfermedad en este período de tiempo en la República Argentina. En el Gráfico 2 los datos son de la provincia de Córdoba.

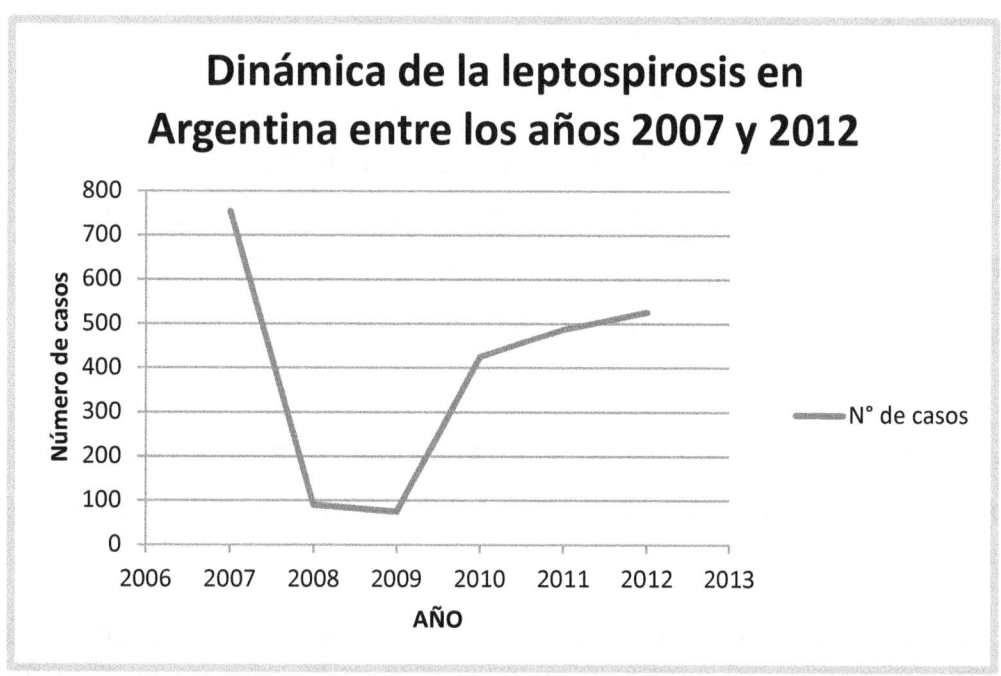

Gráfico 1: Dinámica de la leptospirosis en Argentina entre los años 2007 y 2012 (Datos obtenidos del Sistema Nacional de Vigilancia Epidemiológica y de los Indicadores Básicos del Ministerio de Salud de la Nación y de la Organización Panamericana de la Salud – Edición 2011)

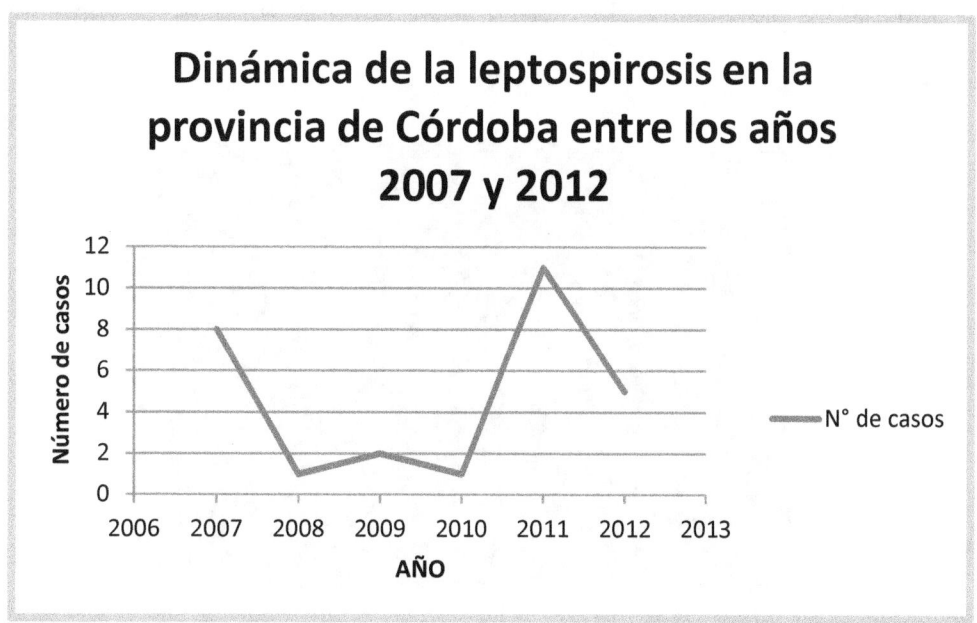

Gráfico 2: Dinámica de la leptospirosis en la provincia de Córdoba entre los años 2007 y 2012 (Datos obtenidos del Sistema Nacional de Vigilancia Epidemiológica y de los Indicadores Básicos del Ministerio de Salud de la Nación y de la Organización Panamericana de la Salud – Edición 2011)

1.4. Reservorio y hábitat natural

Afecta principalmente a animales siendo el humano un hospedero accidental y final aumentando el riesgo de infección en aquellos que están expuestos a fuentes de contaminación como lo son la agricultura, limpieza de desagües, minería, ganadería, veterinarios, nadadores, pescadores, entre otros (3, 7, 8, 12, 17, 18).

Aproximadamente 160 especies de mamíferos tanto domésticos como silvestres son afectados por la *Leptospira* (Fig. 1). En las áreas pobladas los perros y ratas actúan como reservorio natural siendo la primera fuente se contaminación las excretas de los mismos (4, 5, 12, 18).

Los roedores fueron los primeros en ser reconocidos como portadores de *Leptospira*. Se han aislado la mayoría de los serovars en estos animales, pero el que se encuentra con más frecuencia es el Icteroahemorrhagiae. Un estudio de regresión en el que se tuvo en cuenta no sólo datos biológicos sino aspectos ambientales, mostró que la mayoría de las infecciones, y por lo tanto el reservorio más común, se dan en la especie de ratón doméstico (*Mus domesticus*), sexualmente activos y que viven en zonas a 500 metros por encima del nivel mar y cuya humedad es elevada (18).

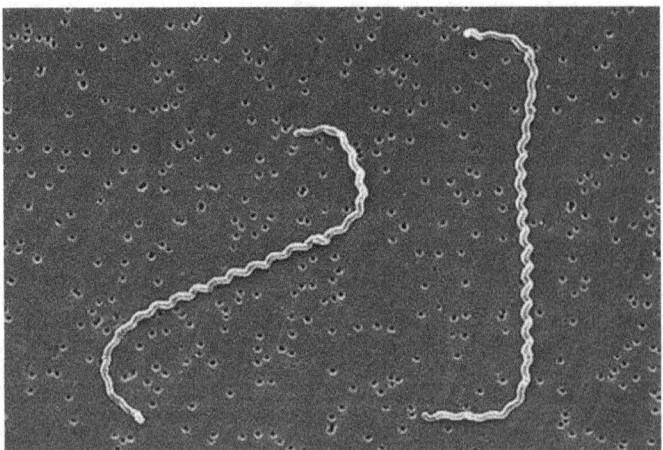

Figura 1: *Leptospira interrogans* (18)

Históricamente, se le ha atribuido esta enfermedad a los perros, porque no se conocía que se diera en otros mamíferos. Los serovars que afectan con más frecuencia a los perros son Canicola e Icterohaemorrhagiae. En estos animales, la enfermedad aguda se la conoce como la enfermedad de Stuttgart y se caracteriza por vómitos, deshidratación, heces sanguinolentas, desprendimiento de mucosas y muerte. Los perros que sobreviven generalmente cursan con nefritis crónica eliminando las bacterias en su orina. En los reservorios, la *Leptospira* coloniza los túbulos renales proximales. Allí encuentra un ambiente favorable para su replicación y persistencia, por lo que constantemente es eliminada en la orina de estos animales (15, 16, 18).

Otros mamíferos como los gatos, las vacas, los cerdos y los caballos lo son en el ámbito silvestre pero su prevalencia e importancia en mucho menor. En los gatos se han aislado los serovars Grippotyphosa y Bratislava. La primera vez que se aisló la *Leptospira* de vacas fue en Rusia y los serovars más encontrados fueron Hardjobovis, Pomona y Grippotyphosa, pero también se aislaron Icterohaemorrhagiae, Bratislava, Hebdomadis, Autumnalis, Australis, Sejroe, Canicola y Bataviae. En búfalos y ciervos la infección es similar (4, 18).

La *Leptospira* se ha aislado también de animales salvajes de sangre caliente como zarigüellas (*Didelphis virginiana*), de leones marinos, así como también de murciélagos, venados, ciervos, ardillas, zorros, mapaches, marsupiales, etc. No se explica cómo es la infección en los leones marinos debido que la *Leptospira* no sobrevive en aguas saladas (8, 15, 18).

Estos mamíferos también mantienen a la *Leptospira* en el medio ambiente eliminándola por un largo tiempo en orina (2).

En los animales que actúan como reservorios la infección generalmente es asintomática o poco sintomática, pero mantienen la leptospiuria por largo tiempo, o incluso toda la vida, favoreciendo así la propagación de la enfermedad (4, 7, 8).

El hombre es considerado un mal reservorio porque su orina es ácida y esta bacteria crece más apropiadamente en orinas alcalinas (4).

2. Género *Leptospira*

2.1. Estructura

Su forma es helicoidal, constituida por un cuerpo citoplasmático y un axostilo que se disponen en forma de espiral (Fig. 2). Estas dos características, sumado a su gran flexibilidad y movilidad, son rasgos específicos de la bacteria. Son microorganismos muy finos que miden de 5 – 18 µm de longitud y 0,1 a 0,2 µm de ancho; este ancho hace capaz a la bacteria de atravesar filtros de membranas esterilizables cuyo tamaño del poro es de 0,22 µm. La amplitud helicoidal de la leptospira es de aproximadamente 0,10 a 0,15 µm, y la longitud de la onda es de alrededor de 0,5 µm. Se han encontrado en algunos cultivos organismos mucho más grandes (4, 5, 8, 12, 17, 19).

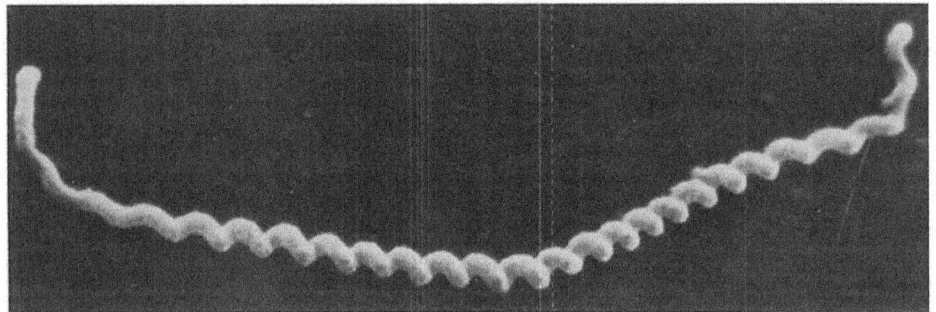

Figura 2: Estructura de la *Leptospira* (19)

Su membrana envolvente es doble, característica común a todas las espiroquetas (Fig. 3). Las proteínas de la membrana externa (OMPs, por sus siglas en inglés) son el sitio de interacción con los tejidos y el sistema inmune del huésped. Así mismo, esta membrana actúa como una barrera selectiva que excluye ciertas moléculas y deja ingresar a otras necesarias para su nutrición. Está constituida principalmente por fosfolípidos, OMPs, y algunos lipopolisacáridos (LPS) (5, 8, 20).

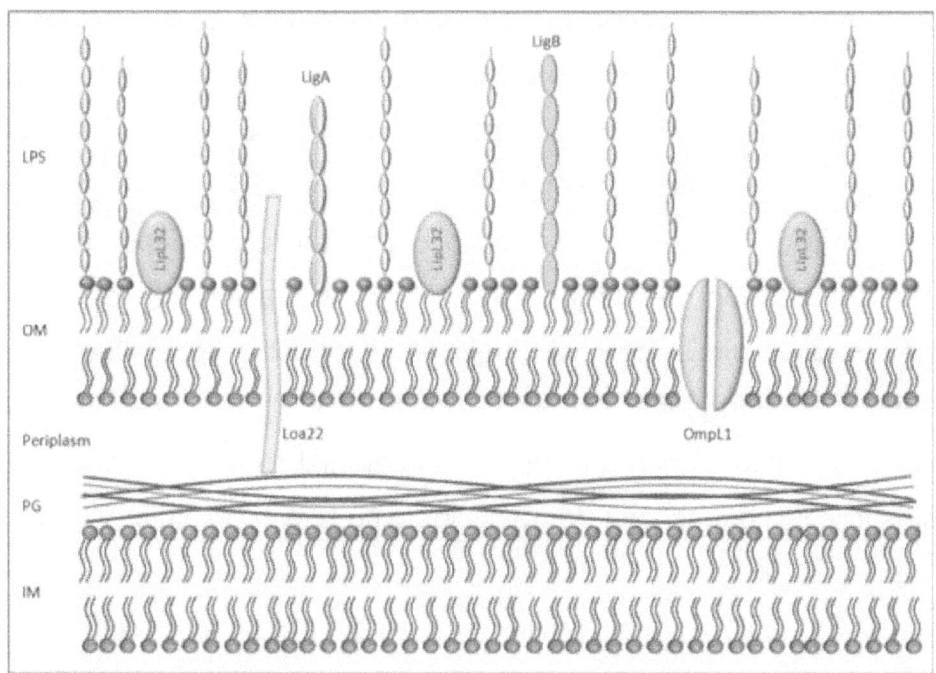

Figura 3: Esquema de la estructura de la membrana de la *Leptospira* (IM= membrana interna – PG= peptidoglicanos – OM= membrana externa – LPS= lipopolisacáridos) (16).

Estas espiroquetas han desarrollado en la membrana externa unas proteínas denominadas "leptospiral Ig-like" (Lig) llamadas Lig A y Lig B y parecen estar ancladas en la membrana como lipoproteínas (LP) y poseen entre 10 y 11 dominios de tipo inmunoglobulina (Ig). Si la bacteria pierde el gen que transcribe la Lig, se observa una pérdida en la virulencia de la misma, por lo que se entiende la importancia de estas proteínas en la antigenicidad bacteriana (13, 20).

Los LPS que forman la membrana son de composición similar a todas las bacterias Gram negativo, pero tienen un poder endotóxico disminuido. Estos LPS son reconocidos por los receptores Toll-Like tipo 2 (TLR2) de los macrófagos (5, 13).

La OMP OmpL1 es una porina de 31 kDa que no se le conoce otra función. También se desconoce el tamaño del poro que produce. Tiene la capacidad de proveer inmunidad en los modelos animales cuando se administra con otra proteína (LipL41) (20).

El axostilo, organela que consiste en dos filamentos axiales insertados en la extremidad del cuerpo citoplasmático, es quien le da la motilidad a la bacteria. Se lo considera un factor importante para lograr la penetración de los tejidos y el movimiento de la bacteria por fluidos viscosos. Sin embargo se ha visto que la *Leptospira* se mueve bien en todo tipo de fluidos, como metilcelulosa, agar o barro. Si el medio tiene la una viscosidad elevada, la *Leptospira* va trazando orificios los cuales son idénticos a su estructura dejando un espacio abierto en forma de espiral. También tiene la habilidad de moverse sobre vidrio. Aunque no se le conocen flagelos, la leptospira tiene un gran movimiento de rotación, traslación, flexión y perforación, visible en los medios semisólidos. Estos movimientos característicos serían los responsables de la capacidad de la bacteria para perforar los tejidos y las membranas. Estas espiroquetas terminan en uno o ambos extremos con un gancho aerobio el cual crece en medios artificiales. Los movimientos también pueden ser de traslación o no (Fig. 4) (4, 5, 8, 13, 17 - 19).

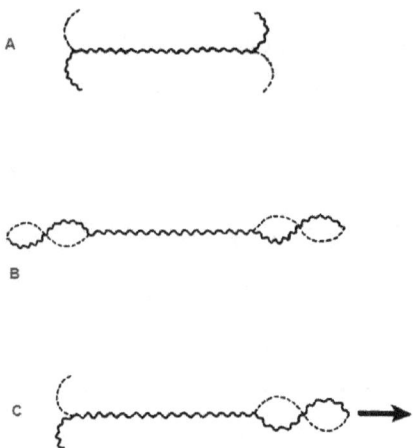

Figura 4: Movimientos de la *Leptospira*. (A) y (B) son movimientos no traslacionales, en el primer caso simula un gancho y en el segundo, espiral. (C) Movimiento de traslación, lo hace en forma de espiral, la flecha indica la dirección del movimiento (19).

2.2. Metabolismo y Nutrición

La persistencia de la *Leptospira* en el medio ambiente depende de varios factores, ya que no es capaz de reproducirse fuera de un huésped. Dentro de esos factores se encuentran el pH, el cual debe encontrarse entre 6 y 8, siendo el óptimo para su reproducción entre 7,2 y 7,4. Por fuera de estos límites la bacteria es inhibida. Por eso, es importante que para aislarla de la orina, se debe alcalinizar la misma, ya que el pH ácido es letal para ellas perdiendo su motilidad en tan solo 15 minutos. Las temperaturas menores a 7 o 10°C son nocivas, así como también aquellas que superan los 34 – 36°C. Es importante destacar que a temperaturas de -20°C la *Leptospira* puede sobrevivir hasta 100 días. Para su eliminación, no es suficiente la pasteurización, por lo que es imprescindible que sean destruidas por ebullición (100°C) y lo hacen en sólo 10 segundos. A temperaturas de 56°C mueren en 10 minutos. El suelo óptimo para la conservación de la *Leptospira* es aquel que es alcalino y húmedo. Estudios han comprobado que hay dos aspectos fundamentales del agua para que la leptospira sobreviva: la salinidad y la viscosidad. No toleran vivir en aguas saladas, pero sí en aguas dulces y es preferible que sean poco profundas y estancadas o con poco movimiento. Monahan y colaboradores han probado que la supervivencia en agua destilada fue de 110 días, y en soluciones más viscosas, de 347 días. Probablemente sobreviven más porque forman una biopelícula de protección; esto también se observó en ambientes desfavorables y en los huéspedes, planteando ser otro mecanismo de defensa de la *Leptospira*. Probablemente esta biopelícula sea la responsable de la supervivencia de la bacteria en los túbulos renales de los animales hospederos. Se ha visto que en la leche estas espiroquetas no sobreviven, a menos que esté diluida como mínimo 1:20 (4, 5, 8, 15, 19).

En condiciones de laboratorio, la bacteria sobrevive varios meses en aguas a temperatura ambiente y con un pH entre 7,2 y 8,0 (5).

2.3. Taxonomía y Clasificación

Dentro del género *Leptospira* podemos encontrar siete especies patógenas: *L. borgpetersenii, L. inadai, L. kirscheri, L. noguchi, L. santarosai, L. weilii* y *L. interrogans;* siendo esta última la única patógena para el hombre. Existen también otras tres especies que no son patógenas: *L. biflexa, L. meyerii* y *L. wolbachii* que comprende las cepas saprofíticas aisladas del medio ambiente. Ambas especies son divididas a su vez en numerosos serovars definidos por aglutinación luego de una absorción cruzada con antígenos homólogos. La clasificación taxonómica se observa en la Tabla I (2 - 5, 21).

Tabla I: Taxonomía.

Division:	*Procariotes*
Clase:	*Schizomicetes*
Orden:	*Spirochaetales*
Familia:	*Leptospiraceae*
Género:	*Leptospira*
Especies:	*L. interrogans*
	L. borgpetersenii
	L. inadai
	L. kirscheri
	L. noguchi
	L. santarosai
	L. weilii
	L. biflexa
	L. meyerii
	L. wolbachii

En la clasificación serológica se han observado más de 60 serovars para *L. biflexa* y más de 200 para la especie *interrogans*. En la tabla II se muestran algunos serogrupos relacionados con los serovars de *L. interrogans* (5, 10, 22).

Tabla II: Serogrupos y algunos serovars de *L. interrogans* (5).

Serogrupo	Serovar(s)
Icterohaemorrhagiae	Icterohaemorrhagiae, Copenhageni, lai, Zimbabwe
Hebdomadis	Hebdomadis, Jules, Kremastos
Autumnalis	Autumnalis, Fortbragg, Bim, Weerasinghe
Pyrogenes	Pyrogenes
Bataviae	Bataviae
Grippotyphosa	Grippotyphosa, Canalzonae, Ratnapura
Canicola	Canicola
Australis	Australis, Bratislava, lora
Pomona	Pomona
Javanica	Javanica
Sejroe	Sejroe, Saxkoebing, Hardjo
Panama	Panama, Mangus
Cynopteri	Cynopteri
Djasiman	Djasiman
Sarmin	Sarmin
Mini	Mini, Georgia
Tarassovi	Tarassovi
Ballum	Ballum, Aroborea
Celledoni	Celledoni
Louisiana	Louisiana, Lanka
Ranarum	Ranarum
Manhao	Manhao
Shermani	Shermani
Hurstbridge	Hurstbridge

La antigua clasificación fenotípica ha sido reemplazada por la clasificación genotípica, que incluye ambas especies con todos sus serovars. El Centro para el Control y la Prevención de Enfermedades (CDC, por sus siglas en inglés) ha denominado recientemente 16 genomoespecies que se encuentran relacionados con distintos serogrupos (Tabla III) (5).

Tabla III: Genomoespecies asociados con serogrupos (5)

Serogrupo	Genomoespecie
Icterohaemorrhagiae	L. interrogans, L weilii, L. inadai, L. kirschneri
Hebdomadis	L. interrogans, L. weilii, L. santarosai, L. borgpetersenii, L. kirschneri, L. alexanderi
Autumnalis	L. interrogans, L. noguchii, L. santarosai, L. borgpetersenii, L. kirschneri
Pyrogenes	L. interrogans, L. noguchii, L. weilii, L. santarosai, L. borgpetersenii
Bataviae	L. interrogans, L. noguchii, L. santarosai, L. borgpetersenii, L. kirschneri
Grippotyphosa	L. interrogans, L. santarosai, L. kirschneri
Canicola	L. interrogans, L. inadai, L. kirschneri
Australis	L. interrogans, L. noguchii, L. borgpetersenii
Pomona	L. interrogans, L. noguchii, L. santarosai, L. kirschneri
Javanica	L. weilii, L. santarosai, L. borgpetersenii, L. meyeri, L. inadai, L. alexanderi
Sejroe	L. interrogans, L. weilii, L. santarosai, L. borgpetersenii, L. meyeri
Panama	L. noguchi, L. inadai
Cynopteri	L. santarosai, L. kirschneri
Djasiman	L. interrogans, L. noguchii, L. kirschneri
Sarmin	L. interrogans, L. weilii, L. santarosai
Mini	L. interrogans, L. weilii, L. santarosai, L. borgpetersenii, L. meyeri, L. alexanderi
Tarassovi	L. noguchi, L. weilii, L. santarosai, L. borgpetersenii, L. inadai
Ballum	L. borgpetersenii
Celledoni	L. weilii, L. borgpetersenii
Louisiana	L. interrogans, L. noguchii
Ranarum	L. interrogans, L. meyeri
Manhao	L. weilii, L. inadai, L. alexanderi
Shermani	L. noguchii, L. santarosai, L. inadai
Hurstbridge	L. fainei
Andamana	L. biflexa
Lyme	L. inadai
Samaranga	L. meyeri, L. biflexa
Codice	L. wolbachii

2.4. Especie *interrogans*

La especie *interrogans* consta entre 180 y 250 serotipos diferentes para los cuales se consideró sus propiedades antigénicas. Y a su vez, por el comportamiento inmunológico se dividieron en 18 serotipos. Los más frecuentes son: *L. icterohaemorrhagiae, L. autumnalis, L. canicola, L. pomona, L. giorgia, L. autralis,* y *L. grippotyphosa*. Anteriormente se creía que cada uno de estos serotipos tenían preferencia por sus huéspedes y una clínica característica, pero se ha demostrado que esto no es así. Esta especie es muy invasiva y alcanza rápidamente sus órganos blancos una vez ingresada en el organismo; generalmente lo hace a través de abrasiones en la piel o en la membrana de las mucosas. Normalmente son atacadas por la inmunidad humoral, pero en aquellos pacientes portadores tienen la habilidad de colonizar los túbulos renales (3, 4, 13, 17).

3. Transmisión

La fuente de infección más común para el hombre son las ratas (*Rattus sp.*), pero también juegan un rol importante perros, ganado, otros roedores, mamíferos salvajes y gatos. Se cree que el 25% de los roedores y el 40 – 60% de los perros de las zonas urbanas son portadores y/o presentan anticuerpos específicos contra esta espiroqueta. Ellos contaminan el agua y suelos constituyendo la forma indirecta de infección para el hombre. Estas bacterias pueden sobrevivir un largo tiempo si las condiciones del medio ambiente son favorables, y se ha visto que hasta pueden llegar a reproducirse. La forma directa se da cuando la persona entra en contacto con la orina o tejido de los animales infectados. Se han reportado casos en que la madre le ha transmitido al lactante la *Leptospira* a través de la leche materna. Entre animales se da de forma transplacentaria, hematógena, por contacto sexual o en el momento del amamantamiento (Fig. 5) (2 - 6, 8, 9, 12, 15, 18, 21, 23, 24).

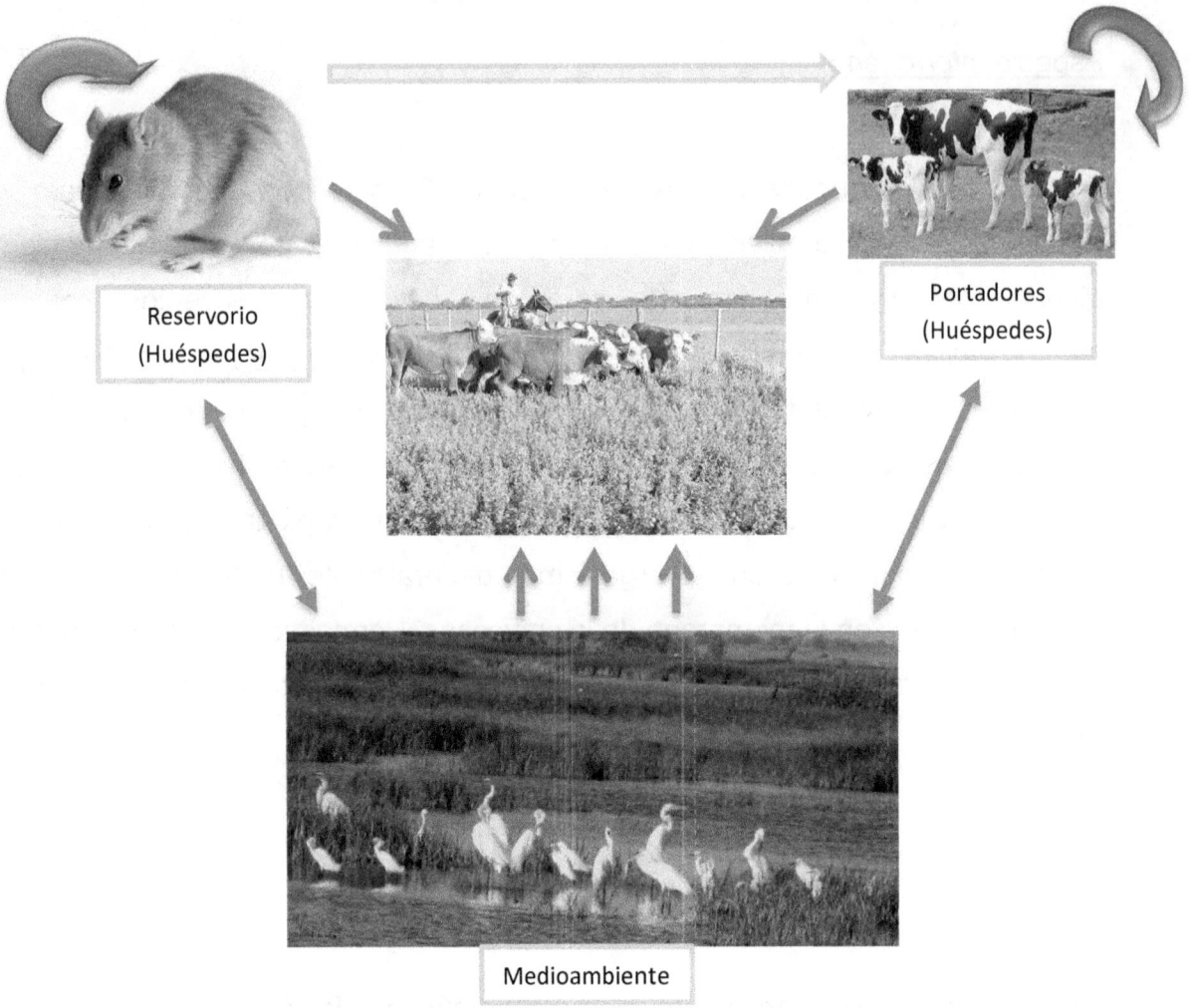

Figura 5: Dinámica de la transmisión (Adaptación de Vijayachari y cols.) (18)

Las condiciones ambientales que pueden desencadenar brotes epidemiológicos son las altas temperaturas y la conglomeración de roedores, por lo que cualquier condición que favorezca a la permanencia de estos animales en el ambiente, que es de meses o años, va a favorecer a la enfermedad y su continuación (25, 8).

Las aguas dulces son más favorables para su desarrollo que las aguas saladas; y necesitan un pH neutro o ligeramente alcalino, así como también una adecuada temperatura para su supervivencia. De esta forma, las leptospiras persisten en estas aguas hasta que encuentran un nuevo huésped, ingresando a él mediante la conjuntiva, lastimaduras en la piel o por invasión de las mucosas en los tractos digestivo o respiratorio (7, 8, 10, 18).

Si se tiene en cuenta el modo de contagio, se encuentra (5):

a) Por contagio directo: con orina, sangre o tejidos infectados. Incluye a granjeros, veterinarios, trabajadores de los mataderos, inspectores cárnicos, personas que trabajan en el control de plagas (especialmente de roedores) y otras ocupaciones que requieran contacto con animales (5, 23).

b) Por contagio indirecto: trabajadores en desagües cloacales, mineros, soldados, limpiadores de tanques sépticos, guardabosques, trabajadores de arrozales, agricultores, cortadores de caña de azúcar (5), personas que realizan deportes o actividades acuáticas (2, 5, 18).

4. Factores que predisponen a la enfermedad

4.1. Factores de la bacteria

Todos los microorganismos poseen estructuras conservadas las cuales las hace virulentas, entre ellas se encuentran los patrones moleculares asociados a patógenos (PAMPs, por sus siglas en inglés) tales como su ADN hipometilado o los LPS que son reconocidos por los TLRs. Estas espiroquetas poseen propiedades que favorecen su agresividad, como su motilidad y toxinas y/o enzimas tipo fosfolipasas, aunque no está bien descrito si esto último es así. Tienen hialuronidasa, la cual en conjunto con la motilidad favorecen a una buena penetración en los tejidos. Otros factores de virulencia que posee la bacteria son: LPS de la membrana (el cual es común a todas las bacterias Gram negativo), hemolisina (SphH), OMPs y otras proteínas de superficie como las adhesinas. Las proteínas de membrana cambian constantemente durante el curso de la infección como mecanismo de resistencia frente a la respuesta inmune del huésped (2, 8, 20, 26, 27).

Las OMPs juegan un rol muy importante en la patogénesis de la nefritis intersticial (5).

Los LPS estimulan la adherencia de neutrófilos y de plaquetas, lo que explicaría la respuesta inflamatoria y las anormalidades en la coagulación. Éstos son muy inmunogénicos y son propios de cada serovar y les otorga especificidad (4, 5).

La SphH, junto con la esfingomielinasa C (SphA) son factores de virulencia muy potentes debido a su gran habilidad para lisar los glóbulos rojos, razón que explicaría la anemia hemolítica que presentan los pacientes. Se ha demostrado que *Leptospira* presenta una gran quimiotaxis hacia la hemoglobina, lo que explicaría por qué esta bacteria se inclina hacia sitios lesionados de la superficie de la piel (13, 26).

4.2. Factores del huésped

Es considerada una enfermedad ocupacional ya que suele afectar a personas que trabajan en la agricultura, limpieza de desagües, cortadores de caña de azúcar, arroceros, militares, mineros, trabajadores portuarios, veterinarios, granjeros, ganaderos, matarifes, carniceros, etc. En las áreas urbanas, aquellos que viven en zonas húmedas, bajas, propensas a inundaciones, cerca de arroyos, lagunas y basurales o con un saneamiento inadecuado están más expuestos a contraer la infección. Las personas que realizan turismo también pueden contraer la enfermedad cuando su destino son las zonas más endémicas. Hay un riesgo aumentado en este tipo de personas, sobre todo en aquellas que realizan actividades acuáticas como natación en aguas abiertas, canotaje, rafting, pesca, buceo, entre otros. El hecho de estar sumergido en aguas contaminadas durante un período prolongado de tiempo, facilita que la *Leptospira* ingrese por mucosas, intactas o no, y por la piel lastimada. Se ha reportado epidemias luego de competencias de deportes acuáticos, lo que implicaría que un buen control y prevención antes de estos eventos ayudaría a evitar brotes (2, 3, 5, 6, 8, 9, 15).

La edad y el estado nutricional del paciente influyen mucho en la probabilidad de contraer la enfermedad (6).

5. Patogenia

La *Leptospira* llega al hombre cuando éste entra en contacto con orina o tejidos infectados de animales portadores (forma directa) o con alimentos, suelos o aguas contaminadas (forma indirecta). Algunos autores proponen que la transmisión sexual y transplacentaria es excepcional. El tiempo medio de incubación es de 10 días (2, 6, 25).

El organismo penetra principalmente por la piel erosionada provocando bacteriemia. También puede ingresar por la mucosa nasofaríngea (inhalación de aerosoles), bucal (consumo de bebidas contaminadas), genital (vía animales domésticos) o conjuntival. Como respuesta a la invasión sanguínea de la bacteria se generan anticuerpos aglutinantes y opsonización entre los días 5 y 7 post-infección. Como la *Leptospira* es resistente a la acción bactericida normal del suero puede alcanzar diversos órganos y tejidos por vía linfática incluyendo el sistema nervioso central (Fig. 6). A partir de ese momento la *Leptospira* ya no es detectable en sangre dando comienzo a la fase inmune de la enfermedad con la aparición de anticuerpos. En estos órganos y tejidos es donde la bacteria se reproduce activamente eliminándose por orina durante semanas o meses. Algunos autores proponen que esta espiroqueta tiene tropismo por algunos órganos como ser el hígado, riñón, corazón y músculo esquelético (2, 3, 8, 24).

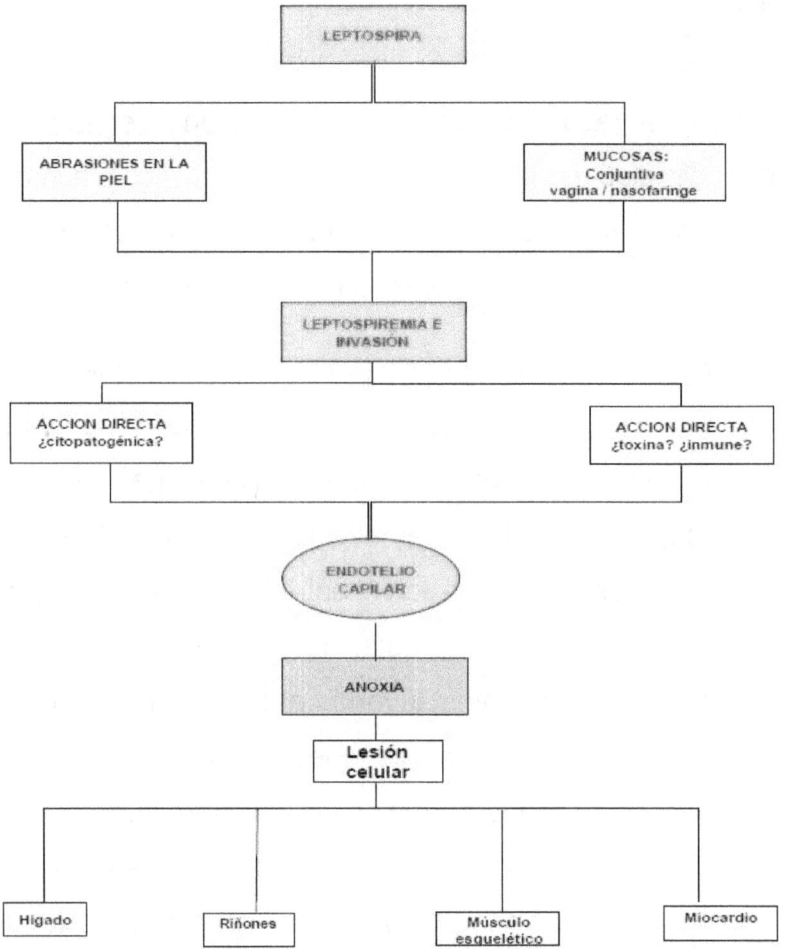

Figura 6: Fisiopatogenia de la leptospirosis (8).

A pesar de su comienzo agudo, un gran porcentaje de pacientes evoluciona hacia la cronicidad, a pesar de que el tratamiento fue el adecuado y en el momento oportuno (11).

Se plantea que tanto la motilidad como la producción de algunas toxinas (fosfolipasas y glicoproteína bacteriana) actuarían perforando la membrana celular con la consiguiente muerte de la célula. El primero que observó la producción de toxinas por la *Leptospira* fue Areán, y descubrió que el tipo de toxina que produce se encuentra muy relacionado con el serovar, es por esto que, por ejemplo la hemolisina que está presente en los serovars Ballum, Hadrjo, Pomona y Tarassovi es la esfingomielinasa; la actividad de la fosfolipasa C fue encontrada en el serovar Canicola. Algunas cepas de los serovars Pomona y Copenhageni generan citotoxina proteicas, y su citotoxicidad ha sido detectada en el plasma de animales en estudio. *In vivo*, esta toxina muestra el típico comportamiento, produciendo infiltrado de macrófagos y células polimorfomucleares (PMN). Hay fracciones de glicoproteínas que también actúan como toxinas, por ejemplo, la presente en el serovar Canicola inhibe la actividad de Na^+/K^+ ATPasa (2, 5, 8).

Un paso esencial para el desarrollo de la infección y enfermedad es la de la adhesión de las bacterias a los tejidos del huésped para que ellas puedan penetrar, diseminarse y persistir en ellos. Esta bacteria produce componentes de superficie microbiana que reconocen moléculas de adhesión de la matriz lo que facilitaría la colonización. Se ha demostrado que *L. interrogans* se une a una gran variedad de líneas celulares como por ejemplo fibroblastos, monocitos macrófagos, células endoteliales y células epiteliales de riñón cultivadas *in vitro*, así como también a plaquetas, en las que causa adhesión entre ellas sugiriendo el mecanismo por el cual se desarrolla la trombocitopenia. Las bacterias son fagocitadas por los macrófagos en presencia de anticuerpos específicos. La inhibición de la actividad macrofágica incrementa la sensibilidad a la infección. La fagocitosis solo ocurre si hay presencia de suero y complemento, lo que sugiere que la membrana externa de la *Leptospira* posee elementos antifagocíticos. Se ha visto que las cepas virulentas de *Leptospira* se relacionan con los neutrófilos, pero no son destruidas por ellos (5, 26).

El periodo de incubación es entre 2 a 20 días siendo lo más común entre 5 a 14 (2, 3, 18).

6. Fisiopatología

6.1. Respuesta inmunológica

Cuando comienza la infección por *Leptospira* se ponen en marcha dos mecanismos inmunes: inmunidad innata e inmunidad adquirida. La inmunidad innata provee de una rápida respuesta contra una gran variedad de productos bacterianos como LPS, LP, peptidoglicanos y ADN. La activación de la vía alternativa del complemento es uno de los mecanismos más importantes que se activan durante las primeras horas de la infección, pero las especies patógenas son las que más resisten a este mecanismo. Este aspecto de la inmunidad fue descrito por primera vez por Johnson y Muschel a mediados de 1960. Se ha visto que las especies saprófitas no activan el complemento (3, 16, 20).

En la infección aguda, la septicemia y la multiplicación de la bacteria persisten hasta que el sistema inmune ponga en funcionamiento el mecanismo de opsonización por inmunoglobulinas eliminándolas del torrente sanguíneo, así como también la activación de la vía clásica del complemento. Es importante el desarrollo de anticuerpos porque esta espiroqueta es una bacteria exclusivamente extracelular. Las opsoninas que se generan luego de la activación del complemento, como iC3b pueden ser importantes para intensificar la fagocitosis por parte de los leucocitos PMN. La seroconversión se observa entre los días 5 y 7 luego de la aparición de la enfermedad. Los niveles séricos de IgM se encuentran estables durante aproximadamente 10 días, luego comienzan a disminuir conforme aumenta la concentración de IgG, manteniéndose por mucho más tiempo presentes en suero que la primera (entre 6 meses y 20 años). Los niveles de los complejos inmunes circulantes pueden ser correlacionados con la severidad de los síntomas, y se ha comprobado que una baja en estos niveles concuerda con la recuperación del paciente. Los anticuerpos de tipo IgG e IgM han sido detectados en pacientes recuperados de una leptospirosis grave hasta seis años después de haber contraído la infección, por esta razón su hallazgo en el laboratorio no indica necesariamente una infección aguda. Estos anticuerpos son generalmente dirigidos a los LPS de la bacteria y son los principales responsables de la respuesta inflamatoria en el huésped. También se han visto anticuerpos contra plaquetas en pacientes con leptospirosis, aunque son generalmente dirigidos a plaquetas dañadas que expresan antígenos internos, y no tendrían relevancia en la producción de trombocitopenia. En la enfermedad aguda, también se observó la presencia de autoanticuerpos tales como anticuerpos IgG anticardiolipinas y antineutrófilos citoplasmáticos (3, 4, 6, 26, 28, 29).

En este tipo de respuesta conviven dos procesos: la defensa contra la infección y el daño tisular causado por esta defensa, manifestada primordialmente por inflamación (20).

Los principales signos que se encuentran en esta patología son el desarrollo de vasculitis, daño endotelial e infiltrados inflamatorios caracterizados por células monocíticas, células plasmáticas, histiocitos y neutrófilos (5).

Es importante destacar que los anticuerpos producidos por inmunidad celular son exclusivos para el serovar con que fue producida la enfermedad, no como en los preparados proteicos de *Leptospira* en los cuales se demostró que puede generarse inmunidad tanto para serovars homólogos como heterólogos (26).

La presencia de receptores Toll – Like (TLR) 2 y 4 es necesaria para una adecuada respuesta contra la *Leptospira*. En modelos con ratones, se observó que la ausencia de TLR-4 predispone a una enfermedad severa con una clínica que manifiesta ictericia y hemorragia pulmonar, y con presencia de la bacteria en riñones y pulmones en aquellos que fueron infectados con *L. interrogans* serovar Icterohaemorrhagiae (26).

Los LPS activan normalmente TLR-4 por su condición de bacteria Gram negativo, pero se vio que en humanos también fue capaz de activar TLR-2 (26).

Los macrófagos ofrecen una buena respuesta fagocitando la bacteria *in vivo*, pero ésta es capaz de escapar de los fagosomas hacia el citosol de la célula y reproducirse allí con la consiguiente inducción a la apoptosis (26).

La capacidad de la *Leptospira* para inhabilitar a los TLR-4 y escapar de los fagosomas sugieren ser los mecanismos de evasión del sistema inmune (26).

Esta respuesta inmune produce una baja en la bacteriemia, pero estas bacterias continúan su vida en sitios inmunológicos privilegiados como lo son los túbulos renales, el cerebro y los ojos (cámara anterior); pueden permanecer allí semanas o meses. El hallazgo de la *Leptospira* en orina (leptospiuria) puede superar los 60 días (3).

6.2. Vasculitis infecciosa sistémica

La leptospirosis puede ser considerada como vasculitis infecciosa sistémica, esto es porque se cree que la *Leptospira* se multiplica en el endotelio de los pequeños vasos sanguíneos causando la vasculitis, en la cual se rompe el epitelio vascular lo que permite la extravasación de sangre junto con las bacterias. Esta ruptura de capilares los hace hipofuncionales con la consiguiente isquemia y muerte celular, signo que se ha demostrado mediante microscopía electrónica donde se observa que la célula endotelial está tumefacta, el retículo endoplásmico dilatado y las mitocondrias aumentadas en volumen con aberturas de las uniones intercelulares. Hay evidencia de que el infiltrado inflamatorio está compuesto de monocitos, células plasmáticas, histiocitos y neutrófilos. Investigadores encontraron niveles elevados de anticuerpos IgG anticardiolipina los cuales podrían estar relacionados con el daño intravascular (2 – 4, 8, 16, 30, 31).

Cuando el daño ya se extiende al sistema vascular puede encontrarse hipovolemia y shock. Estos signos son los que generalmente presentan los pacientes, que pueden ir acompañados de coagulación intravascular diseminada (CID), síndrome urémico hemolítico (SUH), púrpura trombocitopénica trombótica (PTT) y vasculitis. El sangrado puede presentarse de diversas maneras tales como hematuria, hematemesis, melena, epistaxis, petequias, equimosis, sangrado en los sitios de venopunción y sangrado subaracnoideo. La mayoría de los autores coinciden en que tanto la lesión vascular como la plaquetopenia que se presentan son los causales de las hemorragias, frecuentemente asociada a la forma grave de la leptospirosis. En la figura 7 se observan las consecuencias de la disminución de la protrombina, plaquetas y aumento de los productos de degradación del fibrinógeno. Se ha visto que las alteraciones en los parámetros de la coagulación son secundarias al déficit en la función hepática (2, 3, 8, 31, 32).

Algunos autores han descrito la presencia de una endotoxina producida por la *Leptospira* la cual induciría a producción de citocinas, siendo la más relevante el factor de necrosis tumoral (FNT), el cual a su vez estimula la producción de otras citocinas tales como interleucina 1 (IL-1) y 6 (IL-6) (8).

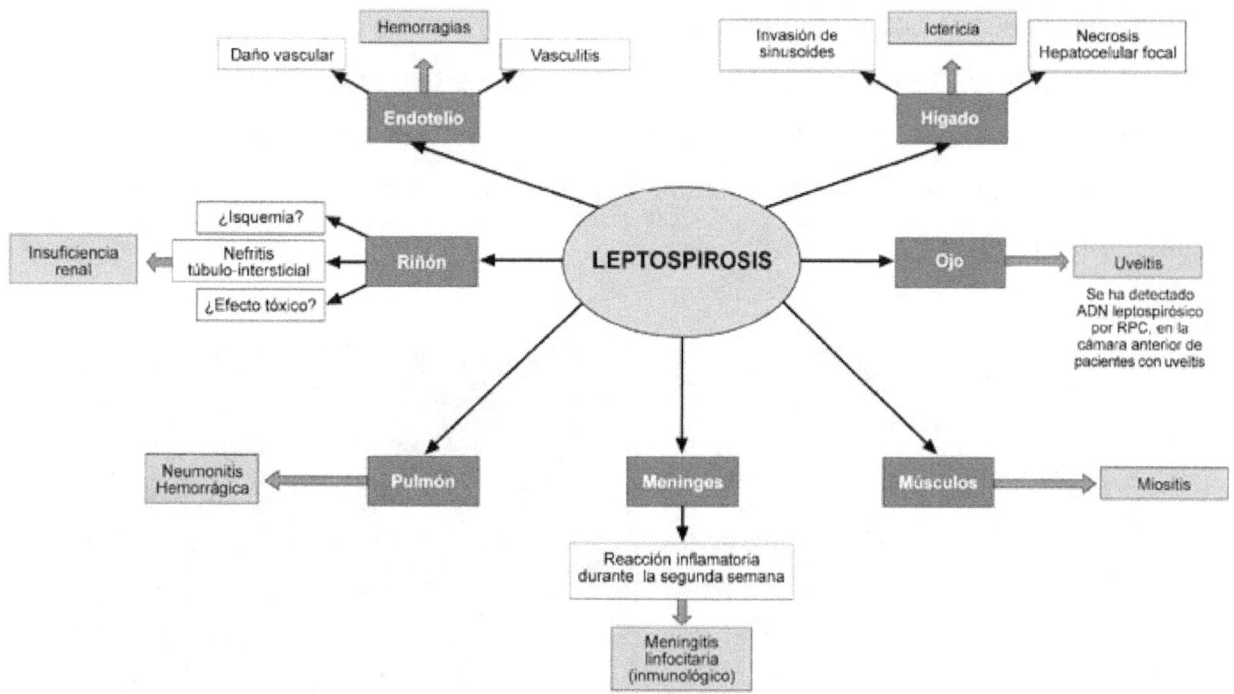

Figura 7: Alteración de la coagulación por disminución de protrombina, trombocitopenia y aumento de los productos de degradación del fibrinógeno. En la fase inmune desaparecen las bacterias de la sangre, pudiendo persistir en riñón, orina y humor vítreo (2).

6.3. Riñón

En este órgano el hallazgo más frecuente es la nefritis intersticial, acompañado de un gran infiltrado celular compuesto principalmente por neutrófilos y monocitos, aunque el cambio fisiológico que se observa no siempre se correlaciona con la sintomatología clínica que presenta el paciente y puede que esta nefritis progrese a fibrosis en la etapa crónica. Se puede observar a la *Leptospira* dentro de los túbulos renales (Fig. 8). Por microscopía electrónica se puede observan las células del túbulo renal han perdido su ribete en cepillo, las membranas de las células basales están más delgadas y las células tubulares muestran depleción mitocondrial (Fig. 9). La necrosis tubular se ve alternada con zonas no alteradas. También se observan algunos cambios en el glomérulo, sugiriendo ser la base de la proteinuria vista en esta patología y que podría ser causado por la migración de las bacterias por los capilares peritubulares para el intersticio y túbulos. El intersticio suele presentar edema con infiltrado linfoplasmocitario. Se han observado que algunas de las alteraciones se dan por los depósitos de inmunocomplejos circulantes y de productos del complemento en los glomérulos (5, 8, 16, 31, 33).

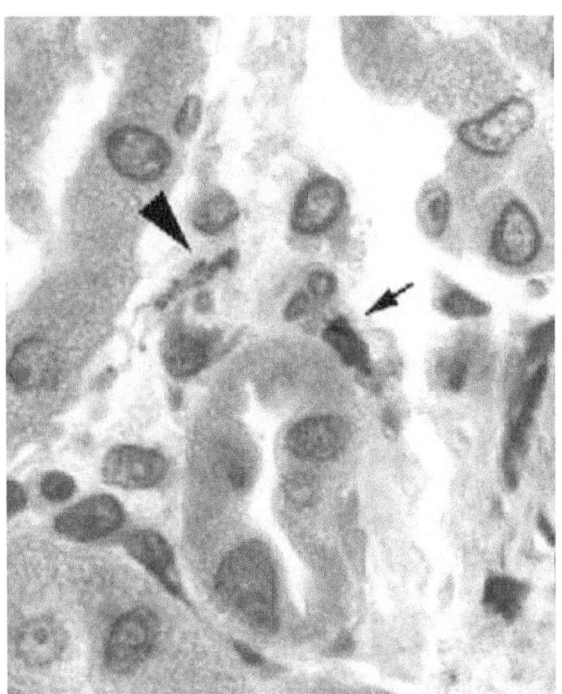

Figura 8: *Leptospira* en riñón (11).

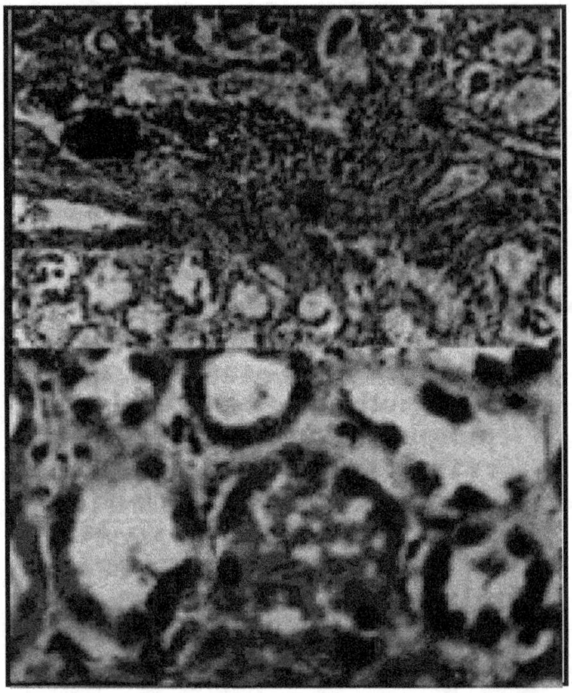

Figura 9: Necrosis tubular renal. En la imagen de arriba se observa necrosis tubular renal con acúmulo de inflamación linfoplasmocitaria. Abajo, a mayor aumento (33).

Se ha postulado que estas bacterias ingresan en el epitelio renal mediante el reconocimiento de la membrana externa por medio del TLR-2 presentes en las células del túbulo provocando la nefritis. Este reconocimiento es seguido de la activación del factor de transcripción nuclear κB (NF-κB) y de la proteínkinasa MAPK para dar lugar a la inflamación y al reclutamiento de leucocitos (16).

6.4. Hígado

La estructura del hígado no se ve generalmente muy afectada, pero se pueden encontrar casos de colestasis intrahepática, aunque algunos autores sostienen que sí hay necrosis celular. Hay evidencia de hiperplasia e hipertrofia de las células de Kupffer, infiltrado linfoplasmocitario portal y también eritrofagocitosis (Fig. 10). La ictericia tiene un rango de comienzo entre 2 y 20 días, siendo lo más normal encontrarla entre el cuarto y sexto día de la enfermedad y es consecuencia de la disfunción hepatocelular, por la agresión sufrida, más que por la destrucción celular. Esto también explicaría el por qué de los niveles elevados de bilirrubinemia y no así los de transaminasas. De Brito observó mediante microscopía electrónica que los defectos que presenta el hígado se basan en la pérdida de la captación (lesión del polo sinusoidal), conjugación (depleción de los granos de ribonucleína) y la excreción de la bilirrubina (alteraciones mitocondriales de los ductos biliares). En autopsias se puede observar, en la mayoría de los casos, la gran ictericia que presenta el hígado y la importante eosinofilia citoplasmática con aumento de tamaño y alteraciones morfológicas (nucleares y citoplasmáticas) (Fig. 11). También se aprecia esplenomegalia y el aspecto congestivo que el bazo presenta. Es raro encontrar *Leptospira* en hígado (5, 8, 10, 18, 31, 33).

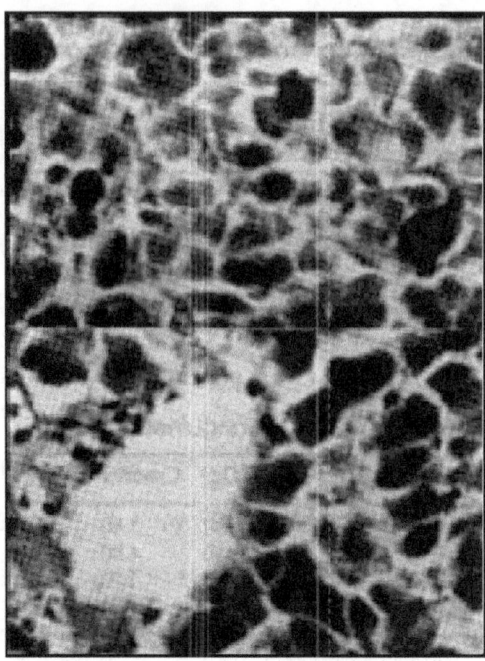

Figura 10: Hígado. En la imagen de arriba se observa la disociación de los cordones hepatocitarios (pierden las uniones intercelulares). En la de abajo se visualiza necrosis (33).

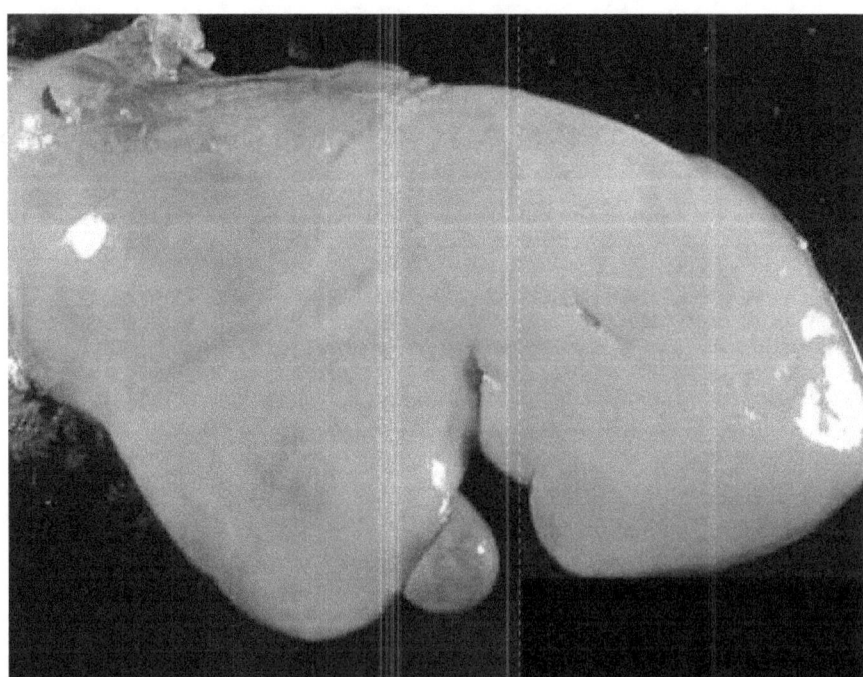

Figura 11: Hígado. Presenta focos hemorrágicos e ictericia.

6.5. Sistema Nervioso Central y Meninges

En el parénquima cerebral generalmente se observa edema con infiltrados inflamatorios mononucleares y en ocasiones se ven pequeños trombos capilares. Las meninges pueden presentar una fibrosis moderada con focos aislados de inflamación crónica (Fig. 12) (33).

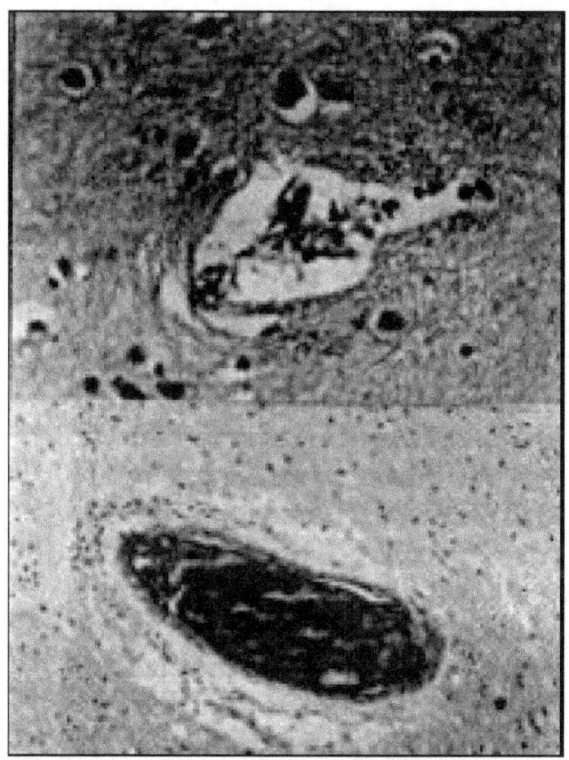

Figura 12: Tejido cerebral de un paciente con leptospirosis (33).

La mayoría de los signos y síntomas se dan en la fase inmune y es común encontrar en el examen de líquido cefalorraquídeo (LCR) patrón de una meningitis linfocitaria. En algunos casos se ha descrito la aparición del síndrome de Guillain-Barré, una enfermedad autoinmune que ataca al sistema nervioso (2, 16).

6.6. Pulmones

Es muy común la congestión pulmonar y la hemorragia, siendo este último signo el más grave pudiendo ser la causa de muerte del paciente en tan sólo 72 horas.

Generalmente los síntomas pulmonares comienzan entre el cuarto y sexto día de la enfermedad. La infiltración de los espacios alveolares que se observa es principalmente causada por monocitos, neutrófilos (Fig. 13) y linfocitos. Esta lesión en los capilares pulmonares resulta en la extravasación sanguínea hacia el espacio intersticial. Las lesiones parecen deberse a la liberación de los LPS de la pared bacteriana y también a procesos autoinmunes. Hay casos en los que se encuentra la formación de una membrana hialina. Muchas veces se observan las espiroquetas dentro de las células endoteliales del epitelio intraalveolar, y también adheridas a las células del endotelio capilar (Fig. 14), aunque algunos autores discrepan de esta teoría sugiriendo que no es común su hallazgo en pulmón y que las lesiones son principalmente debidas a las toxinas liberadas por las bacterias desde otras zonas del organismo, por ejemplo, el hígado. Incluso hay evidencia de depósitos de IgM, IgA, IgG y C3 en los alveolos de los pacientes indicando ser la causa del síndrome hemorrágico. Los pacientes cursan con tos al principio seca y luego productiva donde el esputo suele contener estrías de sangre (5, 8, 15, 16, 18, 24, 31 - 33).

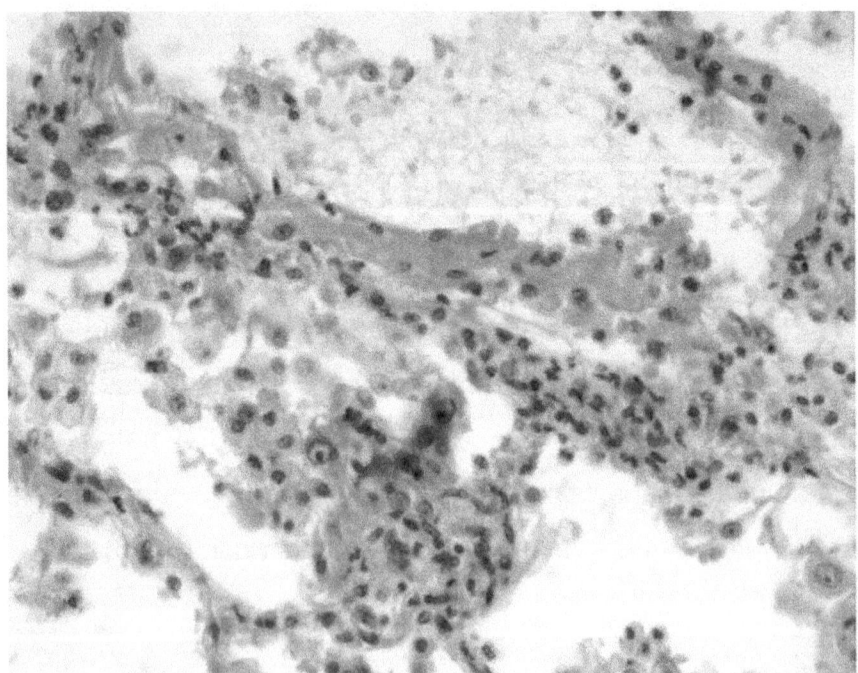

Figura 13: Infiltrado alveolar (http://www.archbronconeumol.org/es/hemorragias-alveolares-difusas-pulmonares/articulo/13125483/)

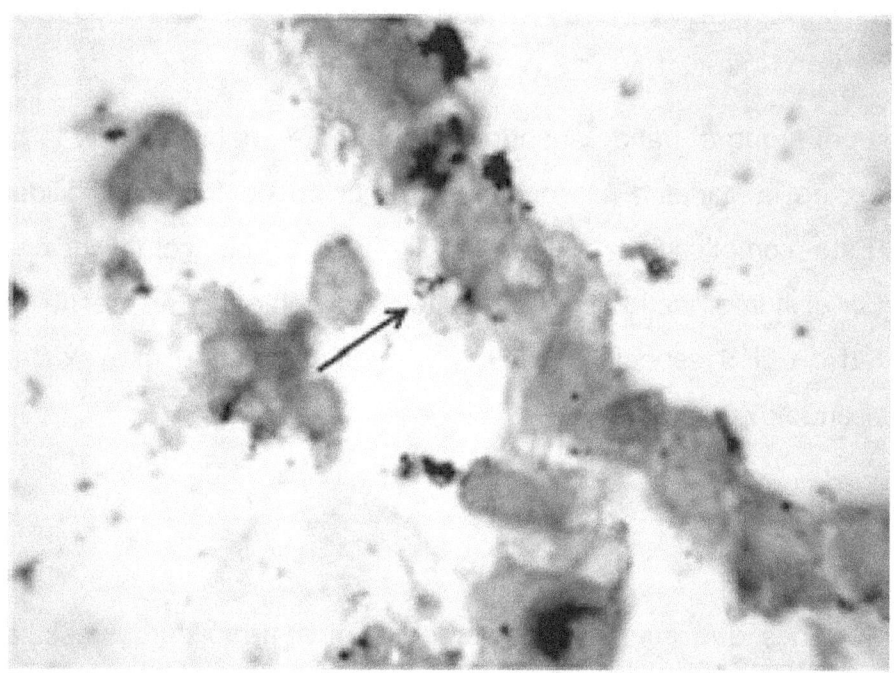

Figura 14: *Leptospira* en pulmón (11).

6.7. Músculo Esquelético

El grupo de músculos que más afecta son los de las piernas, observándose necrosis focal de las fibras musculares, sobre todo en gemelos y en los músculos rectos de los abdominales (Fig. 15) En ellas se ve infiltrado de histiocitos, neutrófilos y células plasmáticas (5, 31).

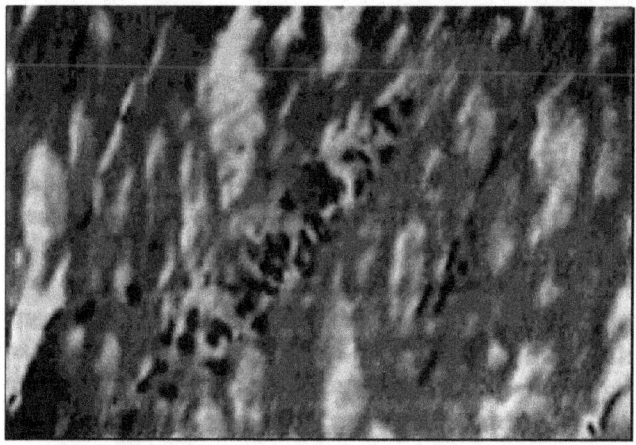

Figura 15: Necrosis en músculo esquelético (33)

6.8. Ojos

Se supone que el daño causado en los ojos es debido a que la persistencia de los antígenos de la bacteria provocan una reacción de hipersensibilidad autoinmune retardada. Esta complicación representa el 40% de las complicaciones tardías en humanos. En el humor acuoso de pacientes con leptospirosis se ha observado una gran cantidad de LPS específicos de un serovar, aludiendo que existe una reacción mediada por endotoxinas (2, 8, 16).

6.9. Corazón

Las lesiones que suelen observarse en el aparato cardiovascular pueden ser simples (como alteraciones en el ecocardiograma) o complicadas, pudiendo causar la muerte del paciente. En el corazón se observa miocarditis intersticial con infiltrado de linfocitos y células plasmáticas principalmente; en el epicardio son comunes las hemorragias tipo petequias e infiltrado mononuclear, fenómeno atribuido a la acción directa de las bacterias o por sus productos. También se ha visto derrame pericárdico y arteritis coronaria. De Brito ha demostrado en sus estudios la existencia de un antígeno de *Leptospira* adosado a la luz de los vasos miocárdicos, comprobando la teoría de que la bacteria lesionaría directamente la célula cardíaca provocándole anoxia y posterior muerte. Algunas de estas alteraciones se pueden observar en la Figura 16 (5, 8, 31, 33).

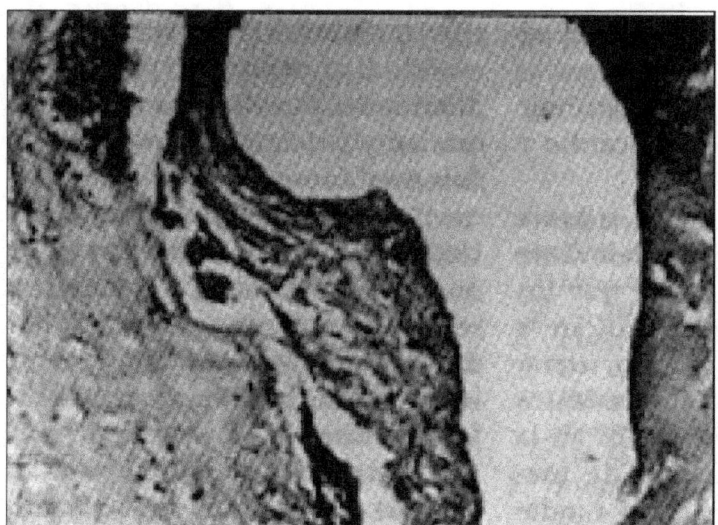
Figura 16: Músculo cardíaco inflamado (33).

7. Cuadros clínicos

La clínica de esta enfermedad es de lo más diversa, pudiendo tener cuadros que van desde lo inaparente (asintomática) o simulando una gripe común, comprometiendo diversos y múltiples órganos hasta lo potencialmente letal. La letalidad está asociada a que al simular una enfermedad viral muchas veces se la trata como tal y no como una enfermedad bacteriana. La mortalidad puede ser del 5 – 15% cuando está asociada a anormalidades hepáticas, renales, neurológicas y hematológicas (Tabla IV) (3, 18, 23, 24, 34).

Tabla IV: Signos y síntomas según órgano o sistema afectado (2, 3, 15, 18. 23)

Órgano o sistema comprometido	Manifestaciones
Piel	Diátesis hemorrágica
Hígado	Hepatomegalia – Ictericia – Colestasis intrahepática – Hipoalbuminemia – Déficit de factores K dependientes – Elevación de las transaminasas (AST – ALT) – Hiperbilirrubinemia
Riñón	Insuficiencia renal aguda – Nefrosis hipoxémica – Vasculitis – Hemorragias – Edema intersticial – Necrosis del epitelio tubular – Ruptura de la membrana basal – Piuria – Albuminuria – Hematuria – Presencia de cilindros granulosos y hialinos
Miocardio y pericardio	Miocarditis – Pericarditis – Arritmias
Pulmón	Hemorragias pulmonares en vías altas y bajas – Insuficiencia respiratoria – Hipoxia – Tos seca o productiva con sangre – Hemoptisis
Sistema Nervioso Central	Meningitis con patrones linfocitarios – Confusión – Delirios – Brotes psicóticos – Inquietud – Alucinaciones – Fiebre – Cefalea intensa – Vómitos – Hemorragias subaracnoideas
Ojo	Uveítis aguda – Uveítis crónica – Visión borrosa – Fotofobia – Dolor – Hemorragia subconjuntival
Sistema Gastrointestinal	Vómitos – Diarrea con o sin sangre – Constipación – Anorexia – Melena
Músculo	Mialgias intensas especialmente en extremidades bajas

El CDC define que los casos que presentan síntomas generalmente comienzan de manera brusca luego del período de incubación que es de aproximadamente 7 a 10 días con compromiso general agudo, fiebre y escalofríos. La fiebre, mialgias intensas, síntomas gastrointestinales como vómitos, alteraciones en el tránsito intestinal (diarreas y constipación), dolor abdominal ictericia o insuficiencia renal y vasculitis son los signos y síntomas más frecuentes. En muchos casos se observa anemia como consecuencia de la hemorragia pulmonar y gastrointestinal y la CID. También se encuentra inyección conjuntival y síndrome meníngeo. Este último síntoma se observa generalmente luego de la segunda semana de evolución e incluye: meningitis y encefalitis asintomática, paraparesis debido a mielitis y radiculopatía, aunque estos últimos síntomas son muy raros. Lo más común de encontrar en el síndrome meníngeo es inquietud, confusión, delirio y alucinaciones y algunas veces brotes psicóticos (2 - 4, 6, 17, 18, 23, 24).

A menudo se describe esta patología como una enfermedad febril bifásica (Fig. 17), en la cual se describe un primer período febril asociado a la septicemia concordando con la primera semana de evolución; y luego un segundo período febril relacionado con el período inmune, que es en el cual se desarrolla generalmente la meningitis, en la segunda semana del curso clínico. En esta segunda fase encontramos la producción de anticuerpos y la excreción de la *Leptospira* en la orina. La mayoría de las complicaciones de la leptospirosis están asociadas con la localización de las bacterias en los tejidos durante esta fase inmune (2, 3, 5, 23).

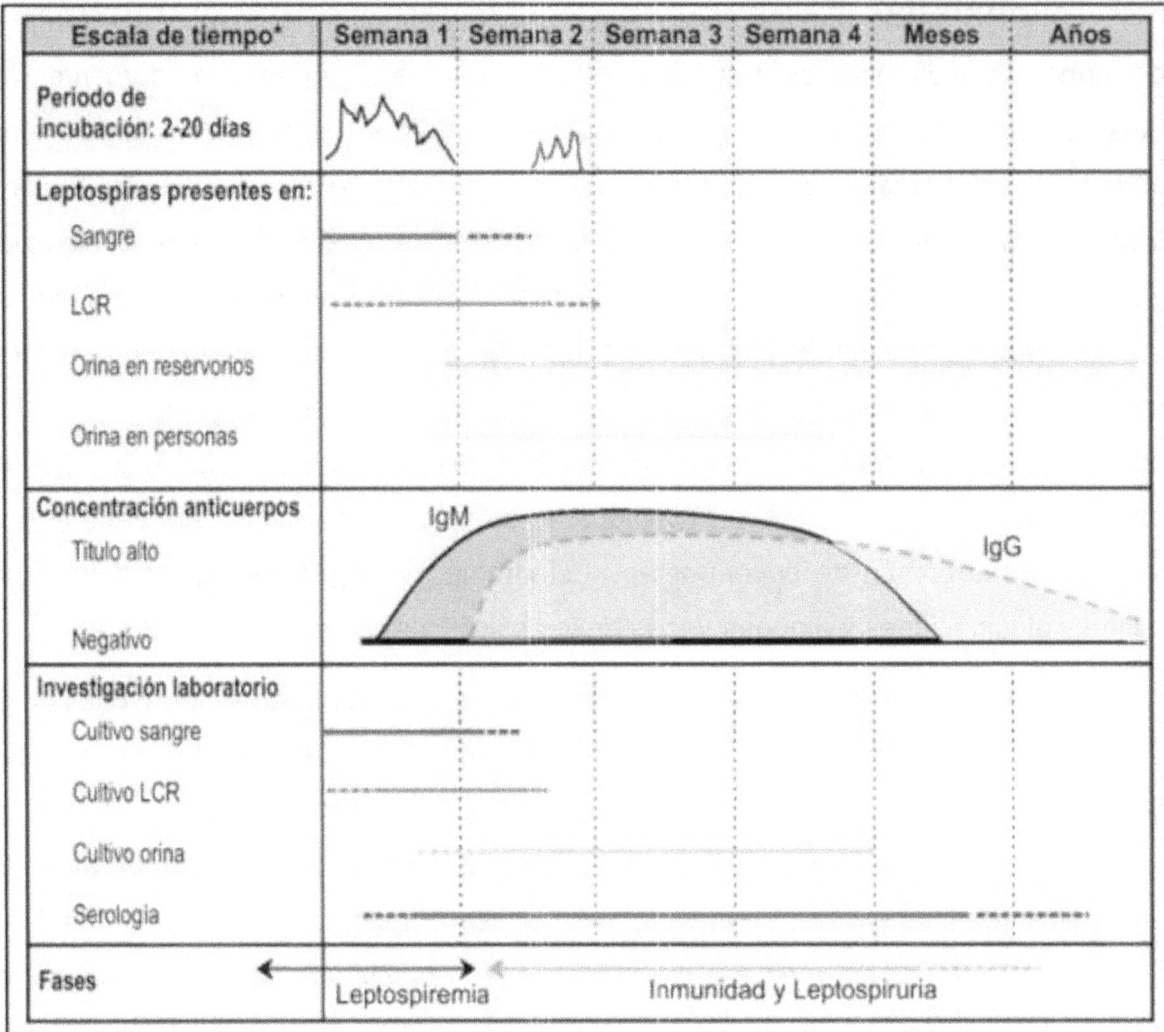

Figura 17: Curso natural de la leptospirosis (2).

En algunos casos el cuadro clínico del paciente se agrava y se puede llegar a una insuficiencia renal con presencia de oliguria la cual ocurre generalmente en la segunda semana de enfermedad, aunque hay pacientes que hacen la falla renal pero sin oliguria, lo cual indica mejor pronóstico. La falla hepática generalmente cursa con hiperbilirrubinemia y transaminasas elevadas. Se puede agravar el cuadro meníngeo y respiratorio donde se observan hemorragias. En algunos casos estas complicaciones pueden llevar a la muerte (6, 17, 18).

Las consecuencias que puede ocasionar la leptospirosis en los pacientes incluyen fatiga crónica, algunos desequilibrios psiquiátricos como cefalea, paresias, parálisis y trastornos bipolares, uveítis e iridociclitis, entre otros (6).

7.1. Leptospirosis anictérica

La gran mayoría de las infecciones causadas por la *Leptospira* son subclínicas, o bien presentan síntomas de baja severidad, lo que lleva a que los pacientes rara vez concurran a la consulta médica (5).

En general, estos casos presentan fiebre no muy alta de comienzo repentino que dura entre 3 y 4 días, con escalofríos, dolores de cabeza intensos (que recuerda al producido por el dengue, que es acompañado de dolor retro orbital y fotosensibilidad), mialgia sobre todo en la parte baja de la espalda y muslos, dolor abdominal, sufusión conjuntival, y menos a menudo rash cutáneo que suele durar menos de 24 horas (5, 7).

Normalmente este período anictérico se resuelve a la semana, momento en el cual comienza la aparición de anticuerpos (5, 7).

La mortalidad en estos casos es casi nula, pero cuando la hay, generalmente es por hemorragias pulmonares masivas. Se estima que en el 2,4% de los pacientes de leptospirosis anictérica ocurre esto (5).

Se debe diferenciar muy bien de las infecciones virales comunes, tales como influenza, seroconversión del virus de la inmunodeficiencia humana (VIH), y, en los trópicos, se debe prestar especial atención a los casos de dengue. También se deben tener en cuenta las infecciones bacterianas en la cual la fiebre no tiene una causa aparente, como en el caso de la fiebre tifoidea. Otras situaciones en las que se puede confundir con leptospirosis son: encefalitis, poliomielitis, infecciones por rickettsias, mononucleosis, brucelosis, malaria, hepatitis viral y pneumonitis. En los pacientes que presenten complicaciones pulmonares se debe hacer diagnóstico diferencial con Hantavirus. Si se observan petequias o lesiones purpúricas se debe descartar que el paciente haya estado en zonas endémicas de fiebres hemorrágicas, como lo es África (5, 15).

7.2. Leptospirosis ictérica

Este tipo de presentación clínica es mucho más severa, y el curso clínico casi siempre es de progresión rápida. Es por eso que la mayoría de los casos se presentan en la última fase de la enfermedad; esto explicaría la alta mortalidad de la misma, la cual varía entre el 5 y el 15%. Del total de los pacientes con leptospirosis, del 5 al 10% presentan esta forma. Las características principales son fallas renales y hepáticas, hemorragias internas y colapso vascular (5, 7, 31).

La ictericia que se presenta no está relacionada con la necrosis hepatocelular, y la función hepática vuelve a la normalidad luego de la recuperación, aunque otros investigadores sostengan lo contrario. Los niveles de bilirrubina en sangre son generalmente altos pero necesitan varias semanas para volver a la normalidad. Los valores de las transaminasas suelen estar algo elevados, y el de fosfatasas alcalinas (FAL) es más raro que se eleve (5, 18).

La falla renal aguda se observa entre el 16 al 40% de los casos de leptospirosis. Hay que distinguir entre los pacientes que tienen azotemia renal previa y aquellos con falla renal aguda. En el primer caso los pacientes responden bien a la rehidratación y la diálisis no sería necesaria hasta pasadas las 72 horas del proceso. En el segundo caso, el hecho de que el paciente presente anuria es un signo de muy mal pronóstico (5).

Los niveles de amilasa sérica pueden estar elevados en relación con la falla renal aguda, sin tener que ver con signos de pancreatitis, los cuales son raramente observados en estos casos (5).

La trombocitopenia, definida por un conteo de plaquetas menor a 100.000/mm^3, se presenta en más del 50% de los casos, y es un predictor importante de cómo va a evolucionar la función renal (5).

El síntoma más común que se ha presentado en los casos de leptospirosis tiene que ver con los pulmones. La severidad de estos síntomas poca relación tiene con la presencia de ictericia. Los pacientes presentan un gran espectro de síntomas (tos, disnea, hemoptisis hasta síndrome de distrés respiratorio). En la mayoría de los pacientes se observó hemorragia intraalveolar, aún en aquellos que no presentaron síntomas respiratorios. Una de las causas de muerte es la hemorragia pulmonar (5).

Los estudios radiográficos muestran usualmente opacidades difusas pequeñas, las cuales pueden estar, o bien ampliamente diseminadas, o circunscriptas a un área (Fig.18). Esto último se presenta con un incremento en los síntomas. También se puede observar derrame pleural. Es muy común observar infiltrado irregular, lo que implica que hay hemorragias tanto intraalveolares como intersticiales (5).

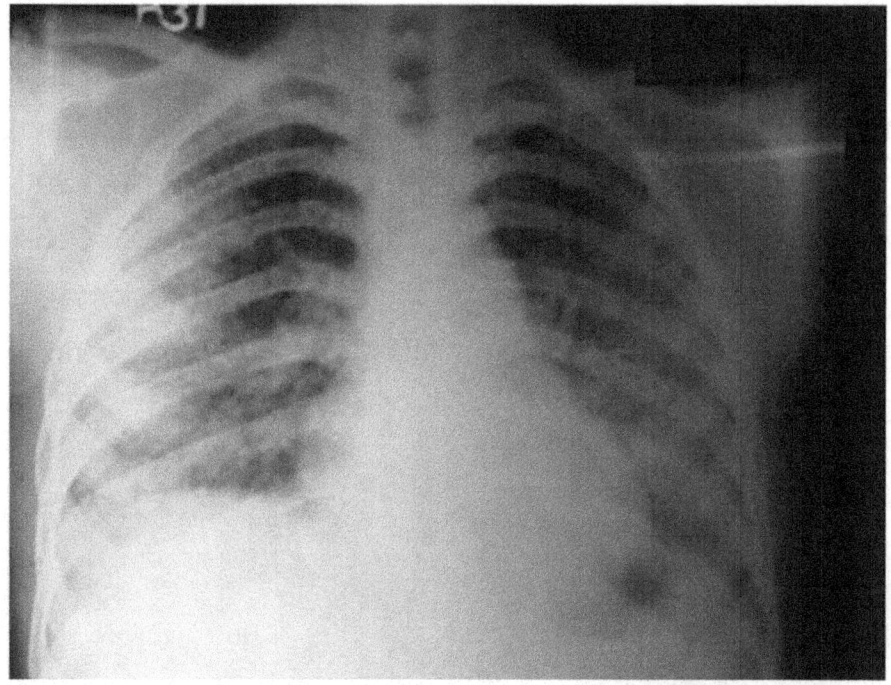

Figura 18: Radiografía torácica donde se observan opacidades bilaterales (18)

El compromiso cardíaco en la leptospirosis es común pero muchas veces es subestimado. Generalmente se observa una anormalidad en la zona T del electrocardiograma (ECG). En un estudio hecho en Malasia, se observó esta misma alteración en pacientes con malaria, por lo que se llegó a la conclusión de que no es un signo relevante para esta patología (5).

7.3. Compromiso ocular

En la mayoría de los pacientes se observa sufusión conjuntival, que son pequeñas zonas hemorrágicas sin secreción. Este signo, sobre todo en la esclerótica, ha sido tomado como patognomónico de la Enfermedad de Weil (5).

La uveítis en humanos fue descrita por primera vez por Weil en 1886, cuando uno de cuatros casos que estaba estudiando presentó iridociclitis avanzada (uveítis anterior). Uveítis anterior, bi o unilateral, a menudo ocurre después de la recuperación del paciente. Este signo se puede presentar semanas, meses o incluso años después del período agudo, pero lo normal es que desarrolle luego de los seis meses de haber ocurrido la infección sistémica. Los síntomas más característicos que han presentado los pacientes son congestión no específica con o sin quemosis (edema en la conjuntiva ocular), iritis, iridociclitis, hipopión (salida de los glóbulos blancos a la cámara anterior del ojo), reacción vitral, papilitis y vasculitis de la retina (Fig. 19); y en menos oportunidades han presentado hemorragia subconjuntival. Se ha observado que la uveítis es más común en los hombres de mediana edad, relacionados con tareas de agricultura y ganadería. Normalmente, la inflamación que se observa en el interior del ojo no es granulomatosa (5, 7).

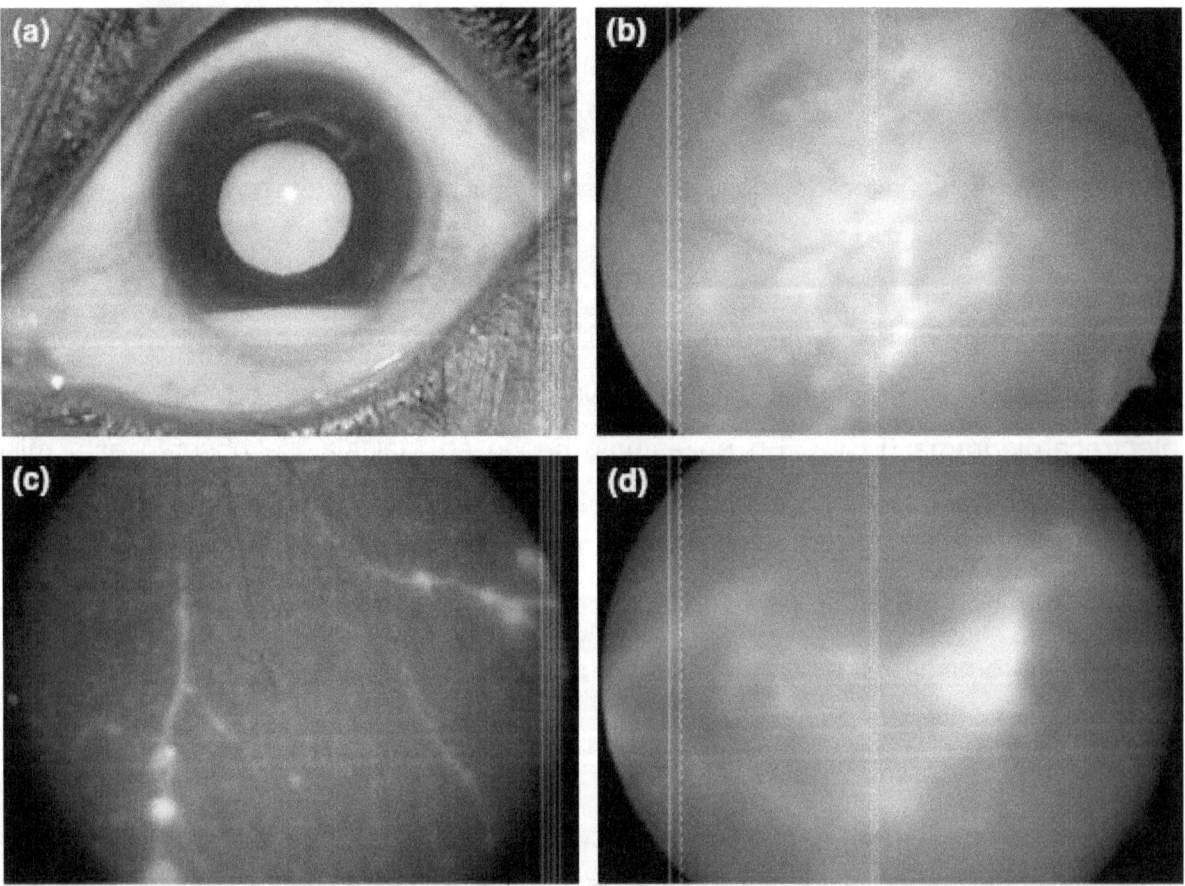

Figura 19: Alteraciones oculares (a) hipopión con derrame conjuntival. (b) inflamación vítrea con zona hiperémica. (c) vasculitis de la retina. (d) membranas vítreas (7)

Se han reportado casos en los que se ha visto comprometida la visión de forma permanente. En la mayoría de los casos de uveítis se presume que es un fenómeno inmune, pero se ha aislado la *Leptospira* de los ojos tanto de humanos como de caballos, y en estudios recientes se ha aislado ADN de humor vítreo mediante la reacción en cadena de la polimerasa (RCP) (5, 7, 19).

La incidencia de las complicaciones oculares son variables y su pronóstico generalmente es bueno si se diagnostica y se trata a tiempo (5, 7).

7.4. Complicaciones raras y poco comunes

Si una mujer durante el embarazo presenta infección aguda, puede transmitirle la infección al feto y es muy probable que se produzca un aborto espontáneo o muerte neonatal. Las mayores complicaciones se dan por la fiebre que pueda llegar a presentar la paciente y por las complicaciones patológicas que se deriven (2, 5, 7).

En uno de los casos presentados por Chung y colaboradores se aislaron las espiroquetas del líquido amniótico, placenta y de sangre de cordón umbilical, sin embargo el neonato no presentó grandes complicaciones y fue dado de alta a las dos semanas de vida. En otra ocasión, un neonato desarrolló ictericia y falleció a los dos días de vida; en él se demostró la presencia de las bacterias en riñones e hígado, pero en la madre la evidencia serológica fue demostrada dos semanas después del parto. Hay casos en los que se demostró la presencia de *Leptospira* en la leche materna (7).

Complicaciones aún más raras comprenden: accidentes cerebrovasculares (ACV), rabdomiólisis, PTT, colecistitis aguda sin presencia de cálculos, eritema nodoso, estenosis aórtica, síndrome de Kawasaki, artritis reactiva, epididimitis, parálisis nerviosa, hipogonadismo en hombres y síndrome de Guillain-Barré (7).

8. Diagnóstico de laboratorio

Para diagnosticar con seguridad esta enfermedad se debe tener en cuenta: aislamiento de la *Leptospira* de una muestra clínica o incremento de cuatro veces el título de anticuerpos en suero en la fase aguda y en la etapa convaleciente de la enfermedad. Es importante tomar muestras pareadas, donde la primera debe obtenerse cuando el paciente se presenta en el centro de salud antes de administrar cualquier antibiótico, y la segunda entre 7 y 10 días después de la primera. La primera muestra suele ser negativa, lo que no indica ausencia de enfermedad. La segunda casi siempre es positiva o se observa un gran aumento en los títulos de anticuerpos. Puede ser necesaria una tercera muestra, o incluso más, para observar los títulos más elevados de anticuerpos. Es criterio diagnóstico el hallazgo de la *Leptospira* por Inmunofluorescencia (IF) (6, 18, 22, 28, 29).

Que los síntomas en el comienzo de la enfermedad sean muy inespecíficos, que la toma de muestra no siempre es la adecuada y que los cultivos son muy dificultosos deriva en que el diagnóstico muchas veces es errado. Al diagnóstico lo hace aún más complicado el hecho que en la zona por donde la *Leptospira* ingresó no se encuentran signos de enrojecimiento, edema, dolor o calor (27, 34, 35).

Desde el punto de vista clínico, un pronto y certero diagnóstico en la primera fase de la enfermedad va a derivar en un tratamiento eficaz previniendo las complicaciones habituales de esta patología (35).

Cuando las bacterias se encuentran circulando en sangre (fase aguda y síndrome febril) pueden ser aisladas en medios semisólidos u observarse por microscopía de campo oscuro (Fig. 20) (36).

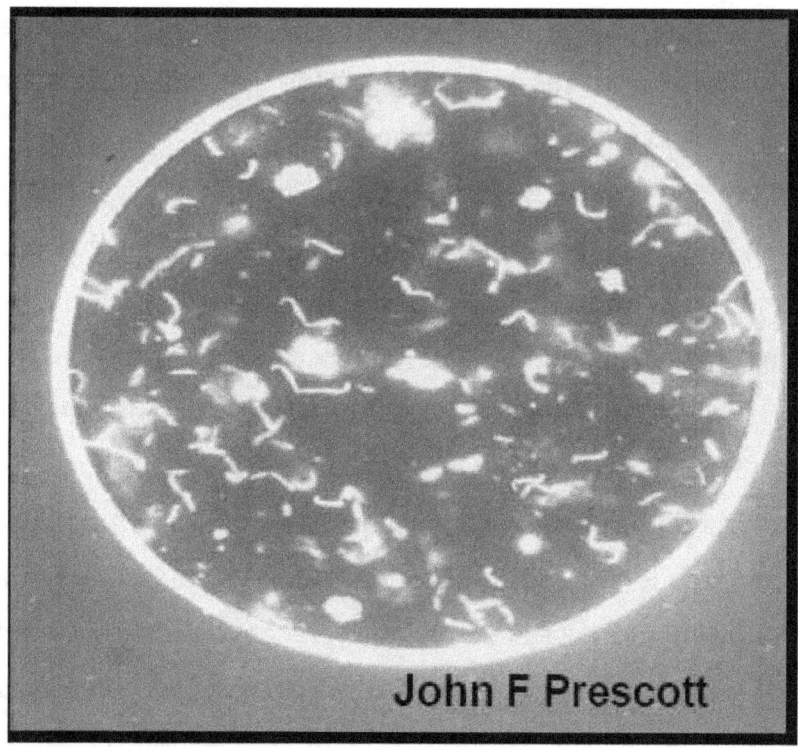
Figura 20: Microscopía de campo oscuro

8.1. Toma de muestra

Es recomendable que las muestras sean tomadas asépticamente y sean remitidas al laboratorio en el menor tiempo posible. No deben ser congeladas. Las muestras que se pueden utilizar para el diagnóstico de leptospirosis pueden ser: sangre, orina, LCR, líquido de diálisis, tejidos por biopsia. Para sangre y líquido pleural se prefiere que las muestras estén anticoaguladas con heparina, oxalato o citrato; es preferible que la cantidad que se extraiga sea abundante lo cual podría permitir una concentración de la muestra por centrifugación. En el caso que no se cuente con sangre anticoagulada, las bacterias pueden ser buscadas en el suero del paciente. Tanto la orina como el LCR son tomadas con la técnica de "chorro medio", por medio de catéter o sonda. Los tejidos se obtienen de las biopsias, pero raramente durante los primeros días de la enfermedad y es imprescindible evitar contaminaciones. También se pueden utilizar tejidos obtenidos de fetos nacidos muertos, partes de ellos, placentas o productos de abortos. Un gramo de tejido es suficiente para realizar los estudios. Si se quiere aislar la *Leptospira* de la orina del paciente, se recomienda alcalinizarla administrándole bicarbonato de sodio o citrato de potasio, ya que estas bacterias no sobreviven en el pH ácido de la orina humana (29).

Las muestras de sangre que van a ser cultivadas tanto en cultivo semisólido de Fletcher como en Stuart, se recomienza utilizar anticoagulantes como oxalato de sodio o heparina o citrato , aunque hay autores que evitan el uso de citrato porque se ha visto que puede inhibir a las espiroquetas. Así mismo, se recomienda utilizar sólo 1 o 2 gotas de sangre por tubo y así evitar que los elementos inhibidores propios del suero intervengan (29, 37).

Las muestras de tejido deben ser trituradas antes de su procesamiento. Algunos autores sugieren hacerlo en un mortero con arena fina estéril y 9 partes de solución fisiológica salina estéril. De esta suspensión se recomiendan igualmente diluirlas 1:10 o 1:100 antes de la siembra. Esto, al igual que para sangre, se realiza para reducir el poder de las sustancias inhibitorias que pueda tener el tejido (37).

Es importante que las muestras sean tomadas durante los primeros 10 días de la enfermedad si se va a utilizar sangre, tejidos o LCR; en el caso que la muestra sea orina, esta puede ser recolectada en un tiempo posterior (2).

8.2. Coloraciones

Las coloraciones más utilizadas son: a base de plata (Fig. 21), Warthing – Starry (Fig. 22) e IF directa (Fig. 23)

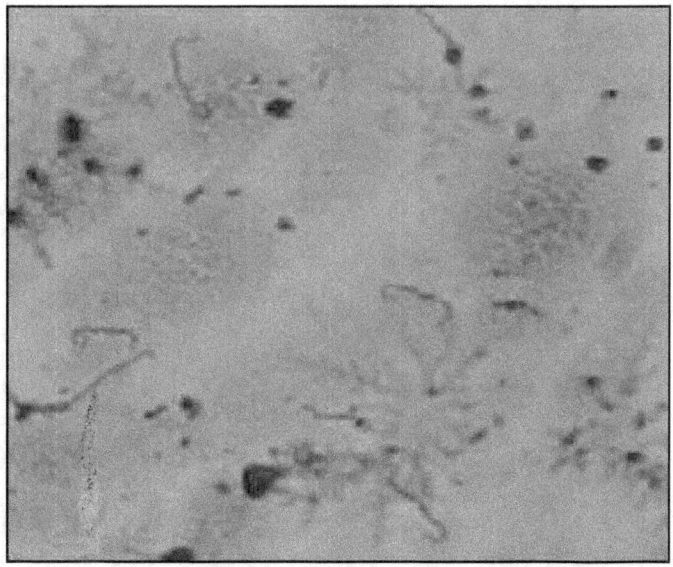
Figura 21: Coloración a base de plata (Rev Cubana Med Trop 2007;59(1))

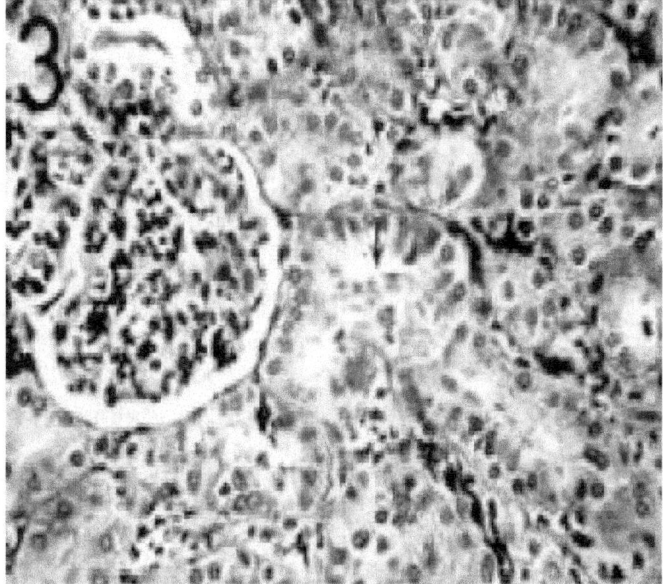
Figura 22: Coloración de Warthing – Starry en riñón (Rev Cubana Med Trop 2007;59(1))

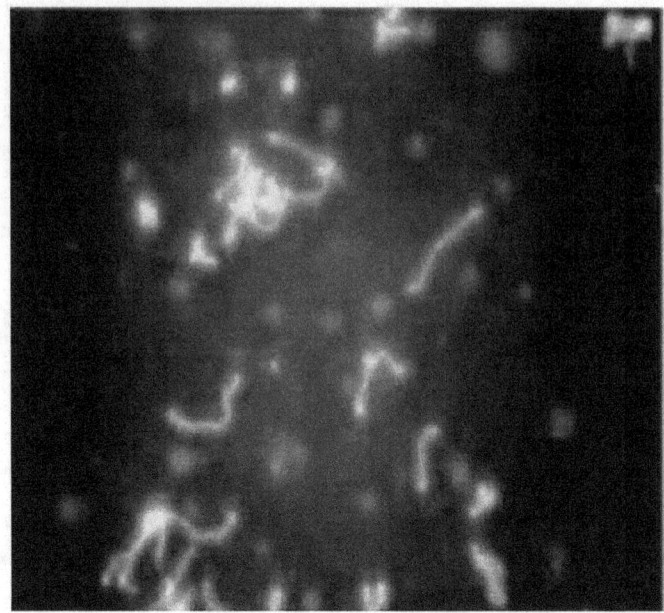

Figura 23: Inmunofluorescencia directa. 1000x (Rev Cubana Med Trop 2007;59(1))

8.3. Cultivos

Los medios de cultivos más descritos por la bibliografía son aquellos que contienen tanto suero como albúmina adicionado con polisorbato en medios sintéticos que no contienen proteínas. Fletcher, Korthoff, Noguchi y Stuart han descrito numerosos medios líquidos que contienen suero de conejo. El medio de cultivo más utilizado en la práctica cotidiana es aquel basado en el ácido oleico y albúmina, llamado medio EMJH (Ellinghausen – McCullough – Johnson – Harris). Éste se puede adquirir comercialmente y contiene Tween 80 y albúmina sérica de bovinos. Tiene la desventaja que los cultivos suelen tardar aproximadamente dos meses, lo cual no es útil para el diagnóstico de emergencia. Algunas cepas son de cultivo más difícil y requieren de la adición de piruvato y de suero de conejo para su aislamiento. Para inhibir el crecimiento de agentes contaminantes que están asociados a las muestras clínicas se puede optar por 5-Fluorouracilo (5-FU) o bien diluir la muestra, especialmente luego del cuarto día de la enfermedad donde los anticuerpos, y posiblemente antibióticos están presentes (5, 17, 21, 29).

En medios semisólidos, el máximo crecimiento se da en una zona discreta por debajo de la superficie de éste, conocida como el "anillo o disco de Dinger"; esto incrementa la turbidez a medida que se va extendiendo el tiempo de incubación. Este crecimiento tiene estrecha relación con la tensión de oxígeno, la cual debe ser óptima. Este tipo de medios es especial para LCR y pueden ser positivos entre el quinto y décimo día de la infección (5, 29).

Se han descrito medios sólidos para su crecimiento. La morfología de la colonia depende la concentración del agar y del serovar. Estos medios han sido utilizados para aislar a la *Leptospira*, para separar colonias mixtas y para detectar la producción de hemolisinas (5).

Los cultivos generalmente son lentos tardando en promedio 13 semanas, pero una vez que las cepas puras son aisladas crecen en medios líquidos en alrededor de 10 a 14 días. Tienen una baja sensibilidad, usualmente del 20%, y no contribuyen al diagnóstico rápido que se precisa en estos casos (5, 22, 34).

Se confirma con el medio semisólido de Fletcher. La fórmula para este medio es la siguiente (36, 37):

- Digesto pancreático de caseína USP o de gelatina .... 0,3 g
- Extracto de carne .... 0,2 g
- Cloruro de sodio .... 0,5 g
- Agar .... 1,5 g
- Agua .... 920,0 ml

Se disuelven todos estos ingredientes en agua fría y se lo autoclava a 121°C durante 15 minutos. Cuando llega a la temperatura de 56°C se le agregan 80 ml de suero de conejo esterilizado (preferentemente por filtración). Para inactivar el medio, es decir, para que las sustancias antileptospirales del suero de conejo no se activen, se fracciona en tubos y se lo deja en baño maría a 56°C durante 1 hora por dos días sucesivos. Luego de este procedimiento, el medio puede ser almacenado a temperatura ambiente (37).

Otro medio utilizado para *Leptospira* es el caldo de Stuart que contiene cloruros de sodio, amonio y magnesio, L-asparragina, fosfato disódico y monopotásico y glicerol.

El pH es de 7,6. Al igual que el medio de Fletcher, se utiliza suero de conejo esterilizado de la misma forma. En este caso se pueden agregar antimicrobianos (sobre todo si la muestra es orina ya que puede presentarse contaminación tanto bacteriana como micótica) tales como 5-FU en concentraciones finales de 200 μg/ml; Neomicina (entre 5 mg/l y 25 mg/l) en combinación con Furozolidona o Sulfatiazol (50 mg/l) y Ciclohexímida (0,5 mg/l) (29, 37).

Los cultivos se incuban en la oscuridad a una temperatura de 28 – 30°C (o temperatura ambiente) por 6 semanas como máximo, antes de este tiempo no deben tenerse en cuenta resultados negativos. Se puede observar crecimientos desde el tercer día de incubación, pero generalmente se debe a contaminantes presentes. Algunas cepas necesitan más tiempo para su desarrollo. En los medios de cultivos los pigmentos sanguíneos generalmente se vuelven de un color marrón claro, y el líquido sobrenadante es claro o muy poco turbio, a veces en el cual se observan pequeñas esferas de color gris correspondientes a las colonias. Es importante que apenas se observe crecimiento se realicen repiques para purificar la colonia. Los signos de contaminación generalmente son: decoloración púrpura o magenta de la sangre en el medio y turbidez (29, 37).

8.4. Diagnóstico bioquímico complementario

El perfil bioquímico que se observa normalmente en un paciente con leptospirosis incluye transaminasas (ALT y AST) elevadas, VSG aumentada, trombocitopenia, leucocitosis, hiperbilirrubinemia, creatinina sérica, CPK y amilasemia también se encuentran elevadas. Es importante destacar que de acuerdo al caso que se trate (leptospirosis anicterica o severa) se va a presentar un perfil bioquímico diferente (Tabla V) (2, 6, 24).

Tabla V: Perfil bioquímico de un paciente con leptospirosis anictérica y severa (2, 6, 18, 31, 32)

	Leptospirosis anictérica	Leptospirosis severa
VSG	Elevada	Elevada
Recuento de Glóbulos Blancos	Bajo Normal Levemente elevado	Elevado Se observan linfocitos atípicos
Recuento de Plaquetas	Normales	Disminución usualmente marcada
Aminotransferasa	Levemente elevada (si no hay ictericia)	Elevada
Potasemia	Normal	Disminuido
Magnesemia	Normal	Disminuido
Bilirrubinas	Levemente elevada (si no hay ictericia)	Elevada, especialmente bilirrubina directa
Fosfatasas Alcalinas (FAL)	Levemente elevada (si no hay ictericia)	Elevada (raro)
Transaminasas (ALT/AST)	Normal o levemente elevada	Elevadas
Amilasemia	Normal	Elevada
Creatininemia/Uremia	Normal	Elevada
Fibrinógeno	Normal	Normal o elevado
Orina Completa	Proteinuria Piuria Hematuria microscópica Cilindros hialinos y granulosos (en la primera semana)	Hematuria microscópica Huellas de albúmina Cilindros hialinos y granulosos Proteinuria
Citoquímico de LCR		Opalescencia - Xantocromía Aumento en las proteínas Pleocitosis con predominio linfocitario

Cuando el paciente presenta desordenes a nivel de la coagulación, es importante tener en cuenta varios parámetros, algunos de ellos son el Factor VII, XI, IX, VIII. De acuerdo a la sintomatología que se observe, el paciente va a tener distintos valores (Tabla VI) (31, 32).

Tabla VI: Parámetros bioquímicos de distintas enfermedades hemorrágicas (31, 32). TH: Tiempo de hemorragia. TP: Tiempo de protrombina. aPTT: Tiempo de tromboplastina parcial activada.

	TH	Plaquetas	TP	aPTT	Fibrinógeno	Dímero D
Trombocitopenia	↑	↓	N	N	N	N
Trombopatía	↑	N	N	N	N	N
CID	↑	↓	↑	↑	↓	↑
Factor VII	N	N	↑	N	N	N
Factor XI, IX, VIII	N	N	N	↑	N	N
Enfermedad hepática leve	N	N	↑	↑	N	N
Enfermedad hepática severa	↑	↓	↑	↑	N	N
Vasculopatías	↑	N	N	↑	N	N

Cuando se requiere de una punción lumbar, generalmente la presión líquida se encuentra aumentada, y este procedimiento suele ser útil para disminuir los dolores de cabeza. Inicialmente se muestra opalescencia y predominancia de PMN o de linfocitos, pero con el tiempo la prevalencia es de estos últimos. Las proteínas en el LCR pueden estar aumentadas, mientras que la glucosa suele ser normal. En los casos en que el paciente presente ictericia, es común encontrar xantocromía. Las anormalidades en LCR suelen aparecer luego de la segunda semana de evolución de la enfermedad, y la pleocitosis en él puede persistir por semanas (2, 5).

La visualización de las espiroquetas en microscopio de campo oscuro (Fig. 20) presentan algunos inconvenientes: la baja bacteriemia dificulta el hallazgo de las mismas ya que se necesitan como mínimo 10^4 espiroquetas/ml para lograr ver una célula por campo y las cadenas proteínicas de la sangre anticoagulada puede confundirse con espiroquetas (pseudoespiroquetas) que pueden mostrar en típico movimiento Browniano de las mismas (5, 29, 36).

La *Leptospira* también se puede observar por microscopía electrónica (Fig. 25).

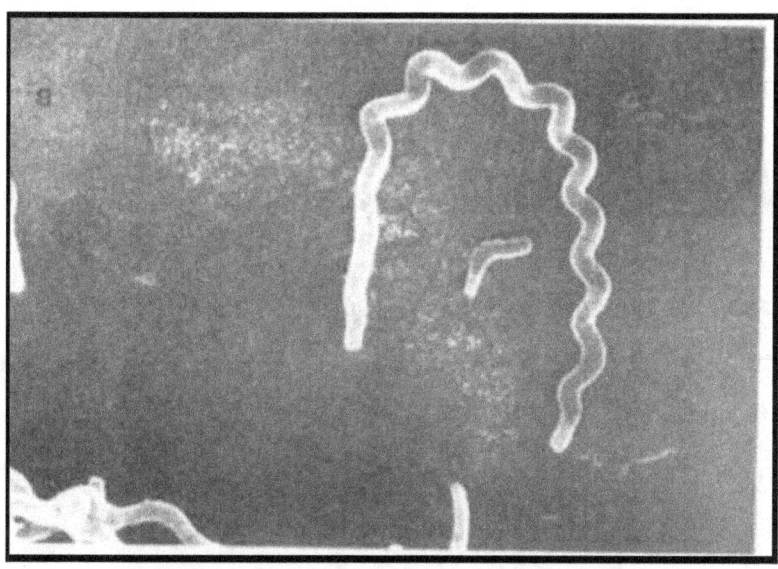

Figura 24: *L. pomona* por microscopía electrónica (www.ivis.org)

8.5. Diagnóstico serológico

Debido a que esta patología presenta una clínica no muy característica en su comienzo, un diagnóstico serológico temprano sería lo adecuado, pero también se presenta el inconveniente de que existen muchos serovars para la especie *interrogans* y la respuesta inmune en este caso en altamente serovar-específica y hay que tener en cuenta que los niveles de anticuerpos generalmente aumentan dentro de la segunda semana de enfermedad (21, 37).

La MAT es la prueba de referencia de la Organización Mundial de la Salud (OMS) aunque presenta baja sensibilidad y se necesitan muestras pareadas para observar la seroconversión. En general se toma que una seroconversión es positiva cuando ésta aumenta su título como mínimo cuatro veces. Algunos investigadores proponen que en el comienzo de la infección los títulos serían de 1/50 o menos; y que los mayores títulos guardan relación con el serovar que infectó al paciente, suponiendo que títulos entre 1/20 y 1/30.000 son debidas a Icterohaemorrhagiae, mientras que aquellos que presentan títulos entre 1/1.600 y 1/3.000 serían por el serovar Hardjo. También tiene la dificultad de que sólo se realiza en laboratorios especializados y debido a que se necesitan repiques constantes para mantener viables los cultivos el costo es elevado. A su vez se ha observado reacciones cruzadas entre serovars. En este estudio el suero del paciente se pone el contacto con suspensiones antigénicas de diferentes serovars de *Leptospira* vivas para determinar si existen anticuerpos. Otro inconveniente que ésta técnica presenta es que los pools de serovars que se utilizan son específicos para cada región, haciendo dificultoso el diagnóstico sobre todo en turistas provenientes de zonas endémicas. La información que brinda MAT tiene en cuenta anticuerpos totales contra *Leptospira* (15, 22, 24, 29, 35 - 37).

RIA demostró tener una sensibilidad de detectar de 10^4 a 10^5 leptospiras/ml y se usa generalmente para muestras de orina (5, 29).

También se utiliza ELISA para la detección de anticuerpos específicos IgM. Tiene la capacidad de detectar hasta 10^5 leptospiras/ml. Es un método muy utilizado para la detección de estos anticuerpos en la rutina del laboratorio clínico, pero presenta el impedimento de que no todos los laboratorios cuentan con el equipamiento para la lectura de los resultados. Un rápido aumento de los anticuerpos es tomado como un signo de enfermedad aguda o infección reciente aunque algunos autores sostengan lo contrario. Algunos investigadores obtuvieron en sus estudios una sensibilidad de 97,5% y una especificidad del 98,75%, tomando como alternativa de diagnóstico a esta técnica frente al MAT. ELISA es una técnica que se desarrolla en menos tiempo que MAT y esta rapidez que brinda el estudio es una gran ventaja para cuando se dan brotes epidémicos porque dan un resultado certero y seguro, permitiendo tomar medidas de vigilancia y control epidemiológico adecuado. Con respecto a esto último, algunos autores recomiendan que ante un resultado positivo para ELISA siempre sea cotejado con un estudio de MAT, debido a que han observado baja sensibilidad y gran cantidad de reacciones cruzadas, especialmente en los primeros días de la enfermedad (4, 5, 22, 24, 29, 34, 35).

En algunos casos se ha utilizado inmunoquimioluminiscencia (IQL) pero sin mejora en los resultados comparado con ELISA (5).

Como método más barato y más sencillo se puede usar HA, pero tiene el inconveniente de que tiene sensibilidad limitada en las muestras recolectadas en las fases tempranas de la enfermedad. Esta técnica detecta anticuerpos IgM (característicos de infección reciente) en un lapso de no más de 4 horas, siendo ampliamente utilizado en zonas endémicas y que no cuenten con la infraestructura necesaria para desarrollar técnicas de avanzada tecnología (28, 34).

La aglutinación en látex es una metodología rápida y sencilla de realizar, pero los problemas que presenta son sobre todo en la conservación de los reactivos, ya que estas partículas deben estás congeladas en seco (para elevar su estabilidad) y su tiempo de vida de media es de dos años, mientras no se superen los 45°C. Corre con la ventaja de que sólo en dos minutos se obtiene el resultado. Una forma de evitar el deterioro del reactivo es impregnar el mismo en tarjetas y dejar secarlas; de esta forma sólo se utiliza una tarjeta por paciente evitando la contaminación del reactivo. Otra ventaja de estas tarjetas es que pueden ser conservadas a temperatura ambiente. Investigadores en sus estudios han logrado realizar test que arrojaron como resultado una detección de casos positivos del 93,8% con una especificidad del 90,4%, concluyendo en que esta metodología es de mucha utilidad (28, 34).

Recientemente se ha desarrollado una técnica de captura inmunomagnética de antígenos combinada con IF pero sólo ha detectado 10^2 lepstospiras/ml en orina, y sólo se realizó para el serovar Hardjo (5).

La principal desventaja de estos estudios serológicos es que no brindan información relevante en la primera semana de infección, debido a la baja sensibilidad de las muestras obtenidas en este período. Otro inconveniente presentado con este tipo de métodos en que, según Blackmore *et al* y Romero *et al*, la mayoría de los pacientes sigue presentando test positivos, sobre todo con anticuerpos aglutinantes, muchos meses después de la infección, lo que puede derivar en interpretaciones erróneas de los resultados serológicos. Es por eso que MAT es la única técnica que se utiliza para la confirmación diagnóstica (28, 34, 35).

Existen métodos comerciales que brindan una sensibilidad que varía del 38,5 al 70,0% en muestras recolectadas en la fase aguda de la enfermedad, pero son muy costosos y no aptos para algunas regiones geográficas, especialmente en las endémicas, debido que los antígenos usados son limitados (34, 35).

8.6. Identificación molecular

Se han realizado numerosos estudios usando la técnica de RCP con muestras de sangre, orina, LCR o tejidos, obteniendo una sensibilidad para sangre del 50% y para orina, del 90%. También se ha utilizado Dot-blotting e hibridación *in-situ*. Estos métodos han permitido secuenciar los genomas de las especies patógenas siendo un gran avance para la salud (2, 5, 10, 15).

La RCP tiene el inconveniente de que el primer disponible (un fragmento de 331 pares de bases de *rrs* – 16S rARN) es compartido entre las especies patógenas y no patógenas de *Leptospira,* por lo que se pueden obtener falsos positivos. Las muestras que se pueden utilizar para esta técnica son: suero, orina, humor acuoso y tejidos obtenidos por autopsia. Esta técnica permite una rápida detección del ADN de la *Leptospira* desde el comienzo de los síntomas hasta dos meses después, y se ha comprobado que en orina su hallazgo puede ser después de dos años de haber desarrollado la enfermedad. Una desventaja es que RCP no tiene la capacidad de distinguir el serovar infectante, lo cual no sería un problema para el paciente, pero sí para estudios epidemiológicos y evaluación de la salud pública. Una estrategia para revertir esta situación sería realizar primero una digestión restrictiva con endonucleasas de los productos de RCP, secuenciación directa de amplicones y análisis conformacional de cadena simple (SSCP, por sus siglas en inglés) (5, 10, 29).

Desarrollar una técnica de RCP que sea rápida, de fácil desarrollo y bajo costo implicaría un gran avance en la salud porque permitiría aplicarle al paciente un tratamiento exclusivo porque se tendría en cuenta no sólo el serovar de *Leptospira*, sino también la concentración de ella en el organismo (21).

En la Figura 25 se observa una electroforesis de los productos de amplificación de *Leptospira* sp.

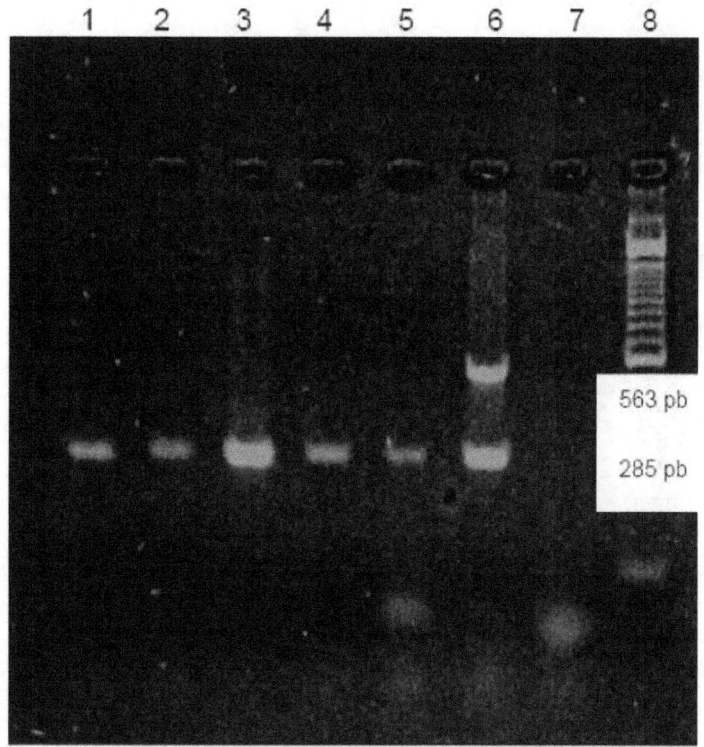

Figura 25: Electroforesis de productos de amplificación de *Leptospira* sp. 1 – 5: pacientes. 6: control positivo (serovars Cinopteri y Hebdomadis). 7: control negativo. 8: ADN 100 pb Ladder (Rev. Soc. Ven. Microbiol. v.28 n.1 Caracas jun. 2008)

8.7. <u>Flujograma de diagnóstico de leptospirosis</u>

Laguna Torres y colaboradores desarrollaron un flujograma de diagnóstico el cuál es útil para tener en cuenta ante un caso sospechoso de leptospirosis (Fig. 26) (8).

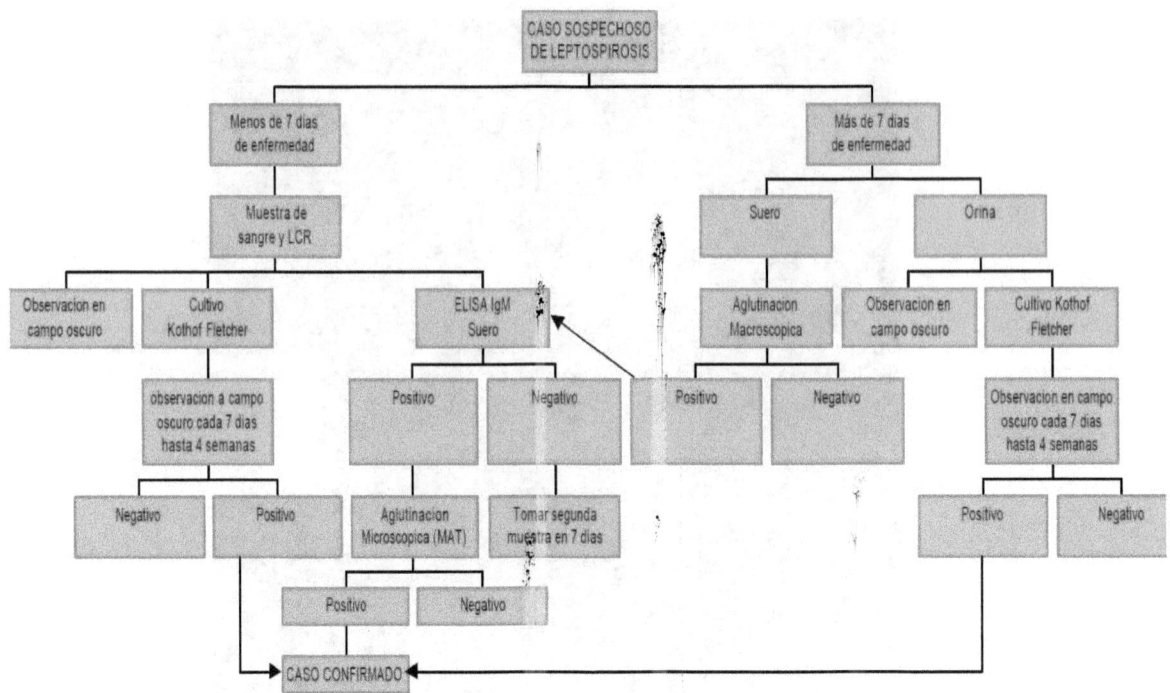

Figura 26: Flujograma de diagnóstico para leptospirosis (8).

8.8. Diagnóstico diferencial

Se debe tener en cuenta cuáles son los síntomas y signos del paciente, en base a eso realiza el diagnóstico diferencial (Tabla VII) (2).

Tabla VII: Diagnósticos diferenciales (2).

\multicolumn{2}{c}{Diagnósticos diferenciales de la leptospirosis}	
Forma clínica	Diagnóstico diferencial
Síndrome febril	Influenza – Triquinosis – Fiebre amarilla – Dengue – Malaria
Síndrome ictérico	Hepatitis viral
Síndrome renal	Otras causas de insuficiencia renal aguda
Síndrome hemorrágico	Fiebres hemorrágicas virales (dengue, S. cardiopulmonar por Hantavirus) – Hemopatías
Síndrome meníngeo	Meningitis virales u otros agentes causales de meningitis aguda linfocitaria

Es muy importante que esta enfermedad se distinga muy bien del Dengue y se debe tener en cuenta los siguientes signos (24):

- El enrojecimiento de la esclerótica en leptospirosis generalmente se debe a una sufusión conjuntival pero no presenta irritación ni picazón como sí lo hace en Dengue.
- El dolor de cabeza en esta enfermedad es principalmente occipital (característico del síndrome meníngeo), mientras que en Dengue el dolor es más frontal y retrooccipital.
- La mialgia se presenta con más frecuencia en las extremidades, preferentemente en las piernas, y en Dengue es más generalizado.
- Nauseas y vómitos es más común en leptospirosis que en Dengue.
- Los anticuerpos para dengue generalmente aumentan más rápido que los de *Leptospira*, por lo que al hacer un estudio para la primera enfermedad se la puede descartar.

La importancia de un diagnóstico rápido y certero tiene impacto no sólo en el paciente, sino en la salud pública, porque un falso positivo no tienen mucha significancia cuando se logra esclarecer, pero sí un falso negativo porque pone en alto riesgo la vida del paciente y, al ser una enfermedad trasmisible, a toda la salud en general (28).

9. Tratamiento

El inicio del tratamiento con los antibióticos efectivos debe ser aplicado a cualquier paciente sospechado de tener esta enfermedad, y es preferible que sea antes de los cinco días de comenzados los síntomas, sin embargo cada terapéutica debe ser aplicada teniendo en cuenta la severidad y la duración de los síntomas desde el comienzo de los mismos. Es importante destacar que si el tratamiento comienza lo antes posible, el paciente tiene menos probabilidades de desarrollar las fases más graves de la enfermedad. Un tratamiento ideal sería aquel en el que se tengan en cuenta el serovar en cuestión y la intensidad del inóculo (5, 6, 15, 18).

Algunos autores proponen que en aquellos pacientes que presenten una sintomatología leve o moderada, parecida a una gripe, el tratamiento sea sólo sintomático, cambiando la postura si llega a aparecer en algún momento ictericia. Si el paciente se presenta con sintomatología más complicada, usualmente requiere internación y un seguimiento más importante. En los casos que el dolor de cabeza sea muy fuerte, el médico tratante debe considerar realizar una punción lumbar (5, 15).

En cuanto a la función renal, aquellos que presenten azotemia prerenal se los puede tratar al principio solo con rehidratación, siguiendo muy de cerca como es la respuesta de los riñones. En los casos en que la falla renal es aguda, es de primera importancia realizar diálisis (5).

Es probable también que se requiera de un monitoreo cardíaco del paciente durante su internación (5).

En resumen, a lo que se debe estar atento en un paciente sospechoso es: aparición de hipotensión y shock, hemorragias, deshidratación, insuficiencia renal aguda y trastornos electrolíticos, miocarditis y arritmias (3).

9.1. Tratamiento farmacológico

Los casos más severos de leptospirosis deben ser tratados con Penicilina endovenosa en altas dosis. Se recomienda que sean de 5 millones de unidades por día durante cinco días. Otros autores recomiendan 1.5 millones de unidades endovenosas cada 6 horas por 7 días. Si el paciente es alérgico a este medicamento se recomienda usar Eritromicina administrando 4 dosis diarias de 250 mg durante cinco días. Cuando el caso es más leve puede tratarse con antibióticos orales del tipo de la Amoxicilina, Ampicilina, Doxicilina, Tetraciclina. También son útiles las Cefalosporinas de tercera generación (Ceftriaxona y Cefotaxime) y se ha demostrado que su efecto es casi tan efectivo como el de la Penicilina. Los antibióticos Quinolónicos son una opción a tener en cuenta (2, 3, 6, 10, 15, 18, 36).

La dosis de Doxicilina que proponen algunos autores es de 100 mg dos veces por día durante 7 días para los casos de leptospirosis anictérica. Para otros investigadores el tratamiento debe prolongarse por 10 días. Esto ha demostrado que se reducen tanto la severidad como la duración de los síntomas (3 – 5, 18).

En el caso que se use Ampicilina se recomienda utilizar de 500 a 1000 mg endovenosos cada 6 horas (3).

Si bien hay protocolos que se siguen ante un caso de leptospirosis, no hay consenso entre los investigadores de cual es la mejor terapia antibiótica (24).

10. Prevención y profilaxis

Lo principal que hay que tener en cuenta en cuanto a las medidas de prevención son las relacionadas con el manejo de los reservorios y las normas de protección situación que se ve dificultosa por la simbiosis que la *Leptospira* genera con el organismo huésped. Dentro de las medidas que se pueden desarrollar cabe mencionar las siguientes (2, 4, 5, 10, 15):

- Identificar la fuente de contaminación.
- Desratización en lugares endémicos, con el fin de disminuir la densidad de las ratas y por consiguiente evitar su reproducción.

- Alertar y prohibir el consumo y uso de aguas con sospecha de contaminación con *Leptospira*.
- Advertir a la población para que no se bañen en aguas estancadas.
- Cubrirse las áreas del cuerpo que puedan tener abrasiones o lastimaduras.
- Asesorar a las personas que trabajan en el campo para que utilicen el calzado adecuado.

Es importante que se manejen adecuadamente las excretas de la población y que el drenaje de las lluvias sea correcto, especialmente en épocas de inundaciones cuando los casos se hacen más frecuentes. Musacchio y Monahan proponen realizar estudios con la técnica de RCP en el agua de estas zonas para detectar la *Leptospira* y así no sólo evitar brotes sino estudiar la dinámica de la bacteria en ese medio (14, 15).

A los trabajadores que están en riesgo elevado, como médicos veterinarios, personal de laboratorio, entre otros, es muy importante recomendarles que cumplan las normas de bioseguridad básicas. Estas son (2, 4):

- Utilización de guantes, batas, máscaras y protectores oculares son normas obligatorias.
- Practicar el lavado de manos aséptico con cierta regularidad. Esta acción remueve la flora bacteriana residente y transitoria.
- Manejar adecuadamente los elementos cortopunzantes y los residuos patógenos.
- Limpieza, esterilización y desinfección son pasos fundamentales para el control de enfermedades infecciosas como lo es la leptospirosis.
- En caso de accidentes, se debe notificar de inmediato a las autoridades de salud pública.

Se demostró que dosis orales de 200 mg de Doxicilina una vez por semana son efectivas como medidas de profilaxis en zonas de riesgo y luego de épocas de lluvia intensa. Incluso en aquellas personas provenientes de zonas no endémicas que vayan a viajar a zonas que sí lo son se les ha administrado de forma preventiva. Otros investigadores no consideran que sea una buena medida de profilaxis, pero sí reduciría la morbimortalidad de la enfermedad en zonas de alto riesgo (2, 3, 5, 10, 15, 18, 24).

La vacunación masiva en humanos no se justifica, salvo en aquellos casos donde la presencia de la bacteria en el medio ambiente sea muy fuerte o en aquellas personas cuya actividad laboral o recreacional lo ameriten. Hay países como Japón y China que sí están realizando vacunaciones que consisten en pools de células muertas de *Leptospira*. La vacuna consiste en dos colocaciones con diferencia de 7 días y refuerzos cada 5 años. La limitación que tiene esta vacunación es que es específica para un solo serovar. En Francia se ha desarrollado una vacuna monovalente apta para la colocación en humanos y contiene sólo el serovar Icterohaemorrhagiae. En Cuba, por su parte, la vacuna que se encuentra vigente posee los serovars Canicola, Icterohaemorrhagiae y Pomona y es la única que se encuentra vigente para el uso en humanos. Esto indica que una buena vacuna sería aquella que se realice con proteínas (epitopes) que se mantengan constantes en todos los serovars, o bien generar un vacuna multivalente que abarque la mayoría de las cepas circulantes en el área y como las OMPs son muy antigénicas serían las candidatas ideales para desarrollar una vacuna efectiva. Este tipo de vacunas ya se ha probado pero con bajos resultados debido a los efectos adversos que se observaron. Todo lo anterior descrito y el hecho de que no está dispuesta mundialmente hacen que la vacuna no sea un método efectivo de profilaxis (3 - 5, 16, 18, 20, 24).

Actualmente se están realizando una gran cantidad de estudios a nivel molecular y celular para desarrollar una buena vacuna, teniendo en cuenta distintas características de la bacteria, como su motilidad, LPS, LP, OMPs y factores de virulencia. Se han secuenciado los genomas de dos especies saprofíticas y cuatro de especies patógenas brindando valiosa información para quienes están buscando realizar una vacuna efectiva para humanos que se enfoque en la producción de proteínas recombinantes de la membrana externa (16, 18).

Está comprobado que la inmunidad que generan estas vacunas es relativamente corta, por lo que se recomienda que los refuerzos sean periódicos para mantener los títulos de los anticuerpos altos (3).

En nuestro país está disponible la vacuna de origen cubano, conteniendo células inactivas en formaldehido de los serogrupos *Canicola* serovar Canicola, *Pomona* serovar Mozdok e *Icterohaemorrhagiae* serovar Copenhageni. Se recomienda que su administración sea vía intramuscular dos dosis en de 0,5 ml colocadas en un intervalo de seis semanas (3).

Las que sí se están utilizando están diseñadas para animales, pero no generan respuesta de células T, por lo que es necesario revacunarlos anualmente (16).

11. Pronóstico

Según algunos autores la tasa de letalidad en el mundo varía entre el 5 y el 30% (6, 31).

Se ha visto que la leptospirosis tiene peor pronóstico cuando el paciente es masculino y fumador (24).

Conclusión

La leptospirosis es considerada una zoonosis que afecta no sólo a la salud pública sino a la veterinaria con un gran impacto económico y social. La *Leptospira* generalmente se encuentra en los climas templados, pero hoy en día gracias al turismo internacional se puede encontrar en cualquier parte del mundo. En nuestro país la región centro es la zona donde se presentan más casos.

El género *Leptospira* cuenta con siete especies patógenas siendo *L. interrogans* la única patógena para el hombre. Existen también otras tres especies saprofíticas aisladas del medio ambiente.

La rata y los animales domésticos como el perro, son los principales reservorios de esta espiroqueta y una de las medidas más importantes que se requiere es el control de la enfermedad en ellos, para así evitar la continuidad de *Leptospira* en el medio ambiente.

Hay casos en los que no se presenta sintomatología, o bien es leve pudiendo simular infecciones virales, las cuales hay que prestar especial atención para realizar un diagnóstico diferencial. Los pacientes que evolucionan hacia la forma severa, comúnmente conocida como Síndrome de Weil, tienen una morbilidad elevada mostrando complicaciones especialmente renales y hepáticas. La mortalidad se relaciona con falla multisistémica y generalmente está asociada a hemorragias en pulmón y CID.

El diagnóstico de certeza se realiza con MAT o ELISA IgM específico, pero al ser determinaciones serológicas no están disponibles hasta una o dos semanas de haber comenzado la enfermedad, tiempo que tardan los anticuerpos en elevarse en suero. El mayor inconveniente que presentan es que no todos los serovars están disponibles mundialmente sino que cada área endémica lo realiza con los que están en circulación en esa zona. Diagnóstico directo se puede realizar con microscopía de campo oscuro en orina y LCR. Los cultivos son más difíciles de realizar y el tiempo que lleva desarrollarlos no contribuye a la resolución de la patología, pero sí es útil para estudios epidemiológicos. Se pueden realizar técnicas de RCP pero por su elevado costo no se utilizan en el comienzo de la enfermedad y su utilidad, al igual que los cultivos, es para controles epidemiológicos y de salud pública.

El tratamiento de elección en los casos más graves es con penicilina endovenosa en altas dosis y en el caso que el paciente sea alérgico a la misma se utiliza Eritromicina. Otros fármacos utilizados son: Amoxicilina, Ampicilina, Doxicilina, Tetraciclina, Cefalosporinas de tercera generación (Ceftriaxona y Cefotaxime) y antibióticos Quinolónicos.

Las medidas de prevención y profilaxis apuntan sobre todo al control de los reservorios y tener especial atención en los controles de aguas y suelos. Es importante que los animales de granja sean controlados en sus vacunas anuales así se evita el pasaje de la *Leptospira* al trabajador. Así mismo, concientizar a los trabajadores rurales y a todos aquellos que puedan entrar en contacto con la bacteria (incluyendo a los trabajadores de la salud), con los reservorios o con los productos de ellos, para que apliquen las medidas de bioseguridad básicas. La vacunación para humanos que hay disponible en nuestro país es de origen cubano y contiene los serogrupos *Canicola* serovar Canicola, *Pomona* serovar Mozdok e *Icterohaemorrhagiae* serovar Copenhageni.

Referencias Bibliográficas

1. Rodríguez Alonso, Beatriz; Gómez de Haz, Héctor José y Cruz de la Paz, Raúl. Leptospirosis humana: ¿Un problema de salud? Rev Cubana Salud Pública 2000;26(1):27-34.

2. Zunino M., Enna; Pizarro P., Rolando. Leptospirosis. Puesta al día. Rev Chil Infect 2007; 24(3):220-226.

3. Sociedad Argentina de Infectología. Leptospirosis. Publicación de Comisión de Emergentes y Enfermedades Endémicas. 2012(1)2:1-10.

4. Dammert, Nicole. Leptospirosis: Una revisión bibliográfica. http://www.sapuvetnet.org/antigo/Pdf%20Files/Monografia_leptospira.pdf

5. Levett, Paul N. Leptospirosis. Clinical Microbiology Reviews, 2001(14)2: 296-326.

6. Samudio-D, G. C.; Cuevas, C.; Brizuela-E, S. y Coronel, J. Leptospirosis en pediatría. A propósito de un caso. Pediatr. (Asunción). 2010(37)1:48-51.

7. Verma, A. y Stevenson, B. Leptospiral uveitis – There is more to it than meets the eye! Zoonoses Public Health 59 (Suppl. 2) (2012):132-141.

8. Laguna Torres, Víctor Alberto. Leptospirosis. Módulos Técnicos. Serie de Documentos Monográficos N° 2. Oficina General de Epidemiología. Instituto Nacional de Salud. Lima. 2000:1-56.

9. Aidorevich, L.; Pineda, Y. y Tovar, C. Diagnóstico en un caso de leptospirosis humana (Sindrome de Weil's). 2004. Revista digital. www.ceniap.gov.ve/ceniaphoy/articulos/ne/arti/aidorevich_l/arti/aidorevich_l.htm

10. Hoyos, J. A.; Arango, J. H. y de Lima, E. Leptospirosis icterohemorrágica. Presentación de un caso. Colombia Med 1998; 29(1): 43-46.

11. Velasco-Castrejón, Oscar; Rivas-Sánchez, Beatriz; Rivera-Reyes, Héctor. Transición de la leptospirosis aguda a crónica. Seguimiento de siete casos. Rev Mex Patol Clin, 2009(56)3:183-192.

12. Céspedes, Manuel; Ormaeche, Melvi; Condori, Patricia; Balda, Lourdes y Glenny, Martha. Prevalencia de leptospirosis y factores de riesgo en personas con antecedentes de fiebre en la provincia de Manu, Madre de Dios, Perú. Rev Perú Med exp salud pública 2003(20)4:180-185.

13. Matsunaga, James; Barocchi, Michele A.; Croda, Julio; Young, Tracy A.; Sánchez, Yolanda; Siqueira, Isadora; Bolin, Carole A.; Reis, Mitermayer G.; Riley Lee W.; Haake, David A. y Ko, Albert I. Pathogenic *Leptospira* species express surface-exposed proteins belonging to the bacterial immunoglobulin superfamily. Molecular Microbiology (2003) 49(4)929-945.

14. Musacchio, Hector Mario; Dorigo, Catalina; Volpato, Virginia; Vicco, Miguel Hernán. Características clínicas y epidemiológicas de leptospirosis: 10 años de experiencia en Santa Fé, Argentina. Rev Panam Infectol 2010;12(1):43-46.

15. Monahan, A. M.; Miller, I. S. y Nally, J. E. Leptospirosis: risk during recleational activities. Journal of Applied Microbiology 107 (2009):707-716.

16. Fraga, T. R.; Barbosa, A. S. y Isaac, L. Leptospirosis: Aspects of Innate Immunity, Immunopathogenesis and Immune Evasion From the Complement System. 2011. Scandinavian Journal of Immunology 73, 408-419.

17. Levett, Paul N. y Haake, David A. *Leptospira* species (Leptospirosis). Elsevier. Parte III - Infectious Diseases and their etiologic agents. 2009(240)1-7.

18. Vijayachari, P.; Sugunan, A. P. y Shriram, A. N. Leptospirosis: an emerging global public health problem. *J. Biosci.* 2008;33 (4):557-569.

19. Goldsten, Stuart F and Charon, Nyles W. Motility of the Spirochete *Leptospira*. Cell Motility and the Cytoskeleton 1988;9:101-110.

20. Cullen, P. A.; Haake, D. A. y Adler, B. (2004). Outer membrane proteins of pathogenic spirochetes. FEMS Microbiology Reviews, 2003;28:291-318.

21. Merien, F.; Portnoi, D.; Bourhy, P.; Charavay, F.; Berlioz-Arthaud, A. y Baranton, G. A rapid and quantitative method for the detection of *Leptospira* species in human leptospirosis. FEMS Microbiology Letters. 2005;249:139-147.

22. Céspedes Z., Manuel; Glenny A., Martha; Felices A., Vidal; Balda J., Lourdes y Suárez M., Víctor. Prueba de ELISA indirecta para la detección de anticuerpos IgM para el diagnóstico de leptospirosis humana. Rev Peru Med Exp Salud Publica 2002,19(1):24-27.

23. Ramakrishna, P.; Sai Naresh, V. V.; Chakapani, B.; Vengamma, B. y Siva Kumar V. Leptospirosis with acute renal failure and paraparesis. Indian J Nephrol. 2008 July; 18(3):130-131.

24. Helmerhorst, H. J. F.; van Tol, E. N.; Tuinman, P. R.; de Vries, P. J.; Hartskeerl, R. A.; Grobusch, M. P. y Hovius, J. W. Severe pulmonary manifestation of leptospirosis. The Netherlands Journal of Medicine. 2012(70)5:215-221.

25. Hartskeerl, R. A.; Collares-Pereyra, M. y Ellis, W. A. Emergence, control and re-emerging leptospirosis: dynamics of infection in the changing world. Clin Microbiol Infect 2011; 17:494-501.

26. Evangelista, Karen V. y Cobourn, Jenifer. *Leptospira* as an emerging pathogen: a review of its biology, pathogenesis and host immune responses. Future Microbiol. 2010;5(9):1413-1425.

27. Werts, Catherine. Leptospirosis: A Toll Road from B Lymphocytes. Chang Gung Med J 2010(33)6:591-601.

28. Obregón, A. M.; Fernández, C.; Rodríguez, I.; Balbis, Y., Martínez, B. y Rodríguez, J. Sistema de aglutinación con látex para el diagnóstico rápido de leptospirosis en Cuba. Rev Panam Salud Pública. 2004;16(4):259-65.

29. Adler, B. Clinical Laboratory Diagnosis of Leptospirosis. http://www.med.monash.edu.au/microbiology/staff/adler/clinical-laboratory-diagnosis-of-leptospirosis.pdf

30. Wagenaar, J. F. P.; Goris, M. G. A.; Partiningrum, D. L.; Isbandrio, B.; Hartskeerl, R. A.; Brandjes, D. P. M.; Meijers, J. C. M; Gasem, M. H. y van Gorp E. M. C. Coagulation disorders in patients with severe leptospirosis are associated with severe bleeding and mortality. Tropical Medicine and International Health. 2010(15)2:152-159.

31. Wagenaar, J. F. P.; Goris, M. G. A.; Sakundarno, M. S.; Gasem, M. H.; Mairuhu, A. T. A.; de Kruif, M. D.; ten Cate, H.; Hartskeerl, R.; Brandjes, D. P. M. y van Gorp, E. C. M. What role do coagulation disorders play in the pathogenesis of leptospirosis? Tropical Medicine and International Health. 2007(12)1:111-122.

32. Chierakul, W.; Tientadakul, P; Suputtamongkol, Y.; Wuthiekanun, V.; Phimda, K.; Limpaiboon, R.; Opartkiattikul, N.; White, N. J.; Peacock, S. J. y Day, N. P. Activation of the Coagulation Cascade in Patients with Leptospirosis. Clinical Infectious Diseases 2008;46:254-60.

33. Pérez-García, Jesús A. Hallazgos histopatológicos en necropsias de leptospirosis. Colombia Med 1997;28(1):4-9.

34. Smits, Henk L.; Chee, Howard D.; Eapen, C. K.; Kuriakose, Miriamma; Sugathan, Sheela, Hussein Gasem, M.; Yersin, Claude; Sakasi, David; Lai-a-Fat, Rudi F. M.; Hartskerrl, Rudy A.; Liesdek, Bernardette; Abdoel, Theresia H.; Goris, Marga G. A. y Gussenhoven George C. Latex based, rapid and easy assey for human leptospirosis in a single test format. Tropical Medicine and International Health. 2011(6)2:114-118.

35. Blanco, R. M.; Takei, K. y Romero, E. C. Leptospiral glycoprotein as a candidate antigen for serodiagnosis of human leptospirosis. The Society for Applied Microbiology, Letters in Applied Microbiology. 2009(49):267-273.

36. Agudelo Flores, Piedad. Leptospirosis: Diagnóstico serológico. Revista CES Medicina. 2005(19)1:37-41.

37. Koneman, Elmer W.; Allen, Stephen D.; Dowell (h.) V. R.; Janda, William M.; Sommers, Herbert M. y Winn (h.), Washinton C. Diagnóstico microbiológico. Texto y Atlas Color. Editorial Panamericana. 3° edición. Cap. 17. 839-856.